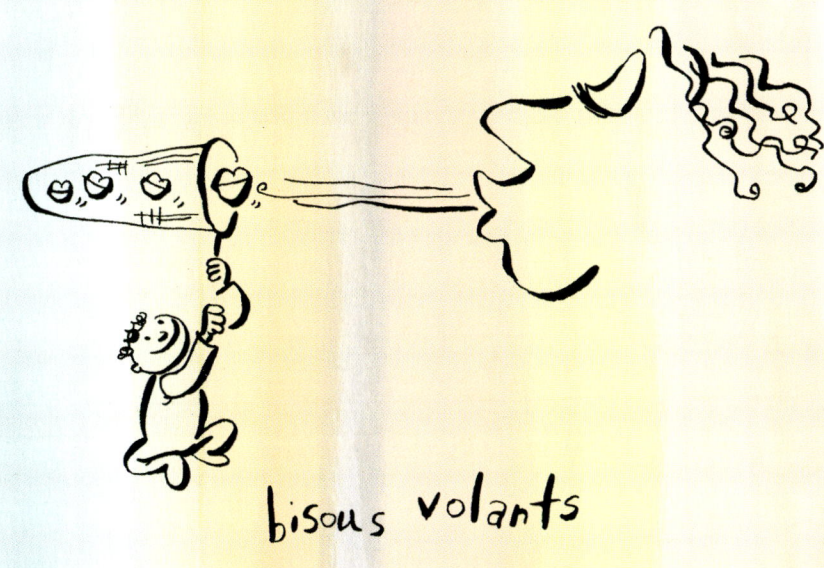
bisous volants

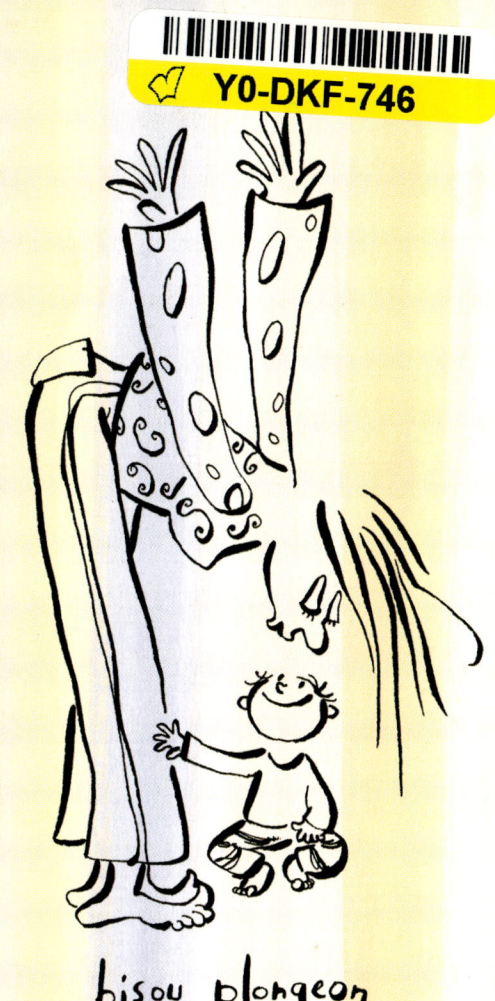
bisou plongeon

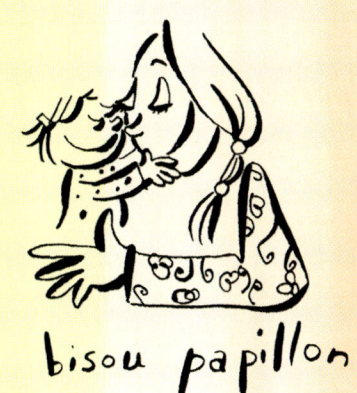
bisou papillon

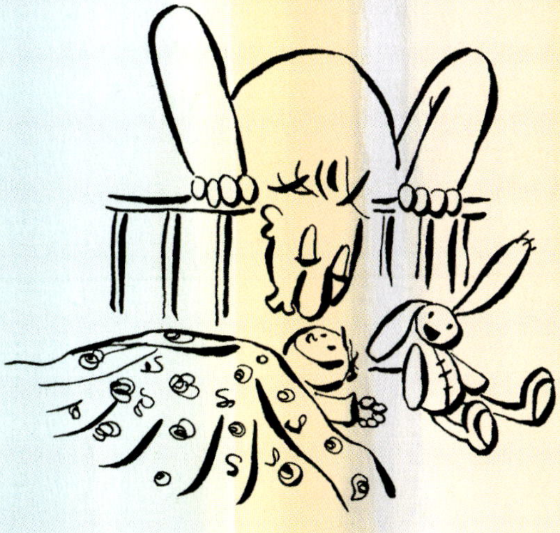

bisou dodo

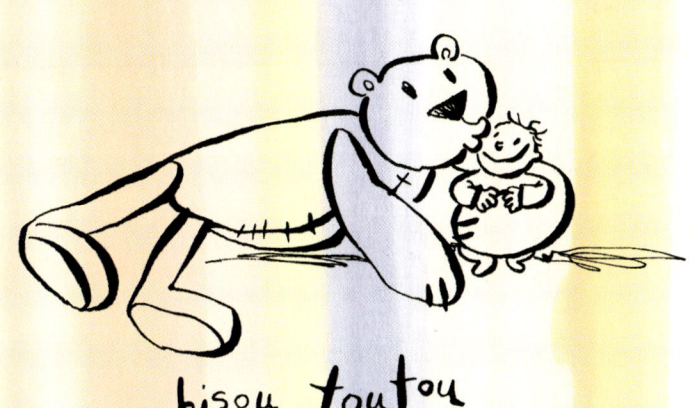
bisou toutou

Me voilà!
Mon album de bébé

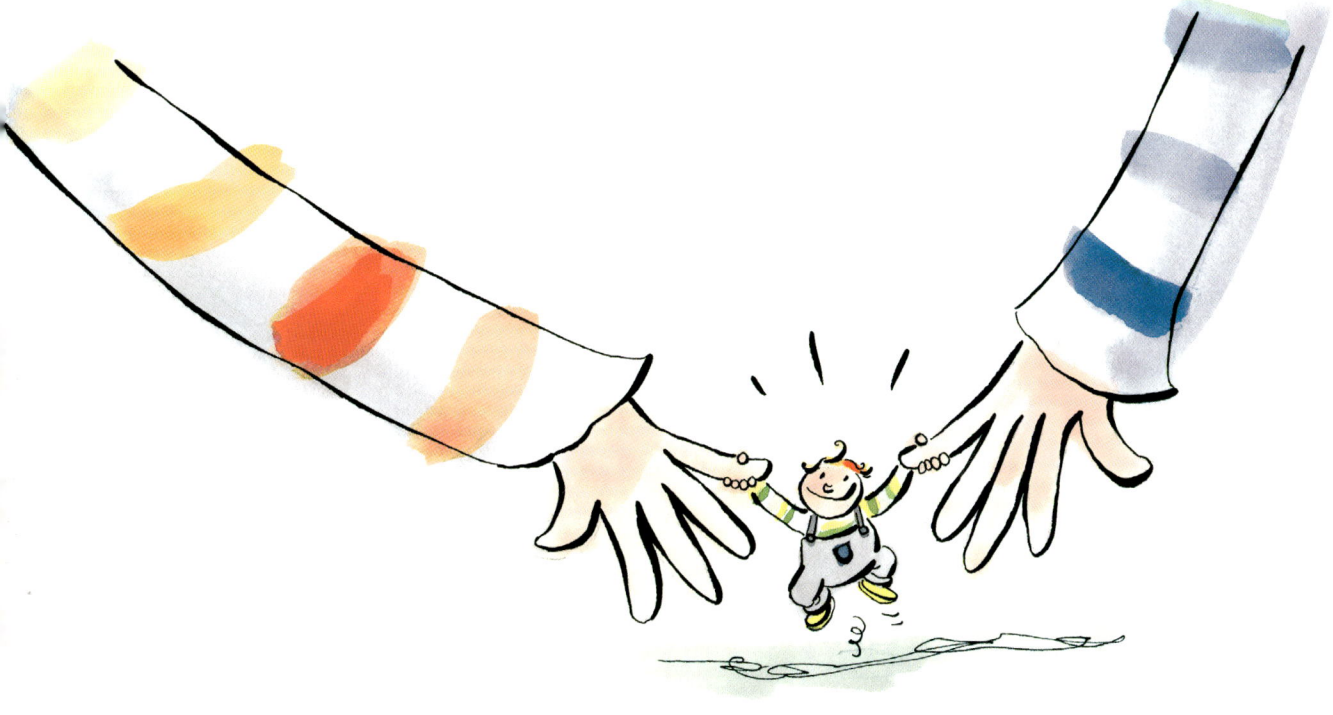

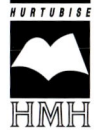

Données de catalogage avant publication (Canada)
Savaria, Nathalie

Me voilà!
Pour enfants de 0 à 2 ans.
ISBN 978-2-89428-736-1

I. Villeneuve, Anne. II. Titre.

PS8637.A92M4 2004   jC843'.6   C2004-940422-9
PS9637.A92M4 2004

Les Éditions Hurtubise HMH bénéficient du soutien financier
des institutions suivantes pour leurs activités d'édition :
- Conseil des Arts du Canada;
- Gouvernement du Canada par l'entremise du Programme d'aide
  au développement de l'industrie de l'édition (PADIÉ);
- Société de développement des entreprises culturelles du Québec (SODEC);
- Gouvernement du Québec par l'entremise du programme de crédit
  d'impôt pour l'édition de livres.

Illustrations : Anne Villeneuve
Conception graphique et mise en page : Fig. communication graphique

©Copyright 2004
Éditions Hurtubise HMH ltée
Téléphone : (514) 523-1523 ▪ Télécopieur : (514) 523-9969
www.hurtubisehmh.com

Distribution en France
Librairie du Québec/DNM
Téléphone : 01 43 54 49 02 ▪ Télécopieur : 01 43 54 39 15
www.librairieduquebec.fr

Dépôt légal/4e trimestre 2004
Bibliothèque et Archives nationales du Québec
Bibliothèque et Archives du Canada

Réimprimé en Malaisie en mars 2008

 La Loi sur le droit d'auteur interdit la reproduction des œuvres sans autorisation des titulaires de droits. Or, la photocopie non autorisée – le « photocopillage » – s'est généralisée, provoquant une baisse des achats de livres, au point que la possibilité même pour les auteurs de créer des œuvres nouvelles et de les faire éditer par des professionnels est menacée. Nous rappelons donc que toute reproduction, partielle ou totale, par quelque procédé que ce soit, du présent ouvrage est interdite sans l'autorisation écrite de l'Éditeur.

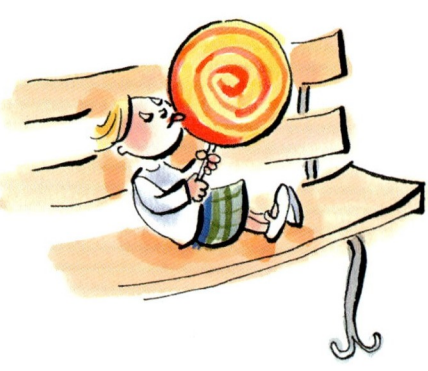

Me voilà!
Mon album de bébé

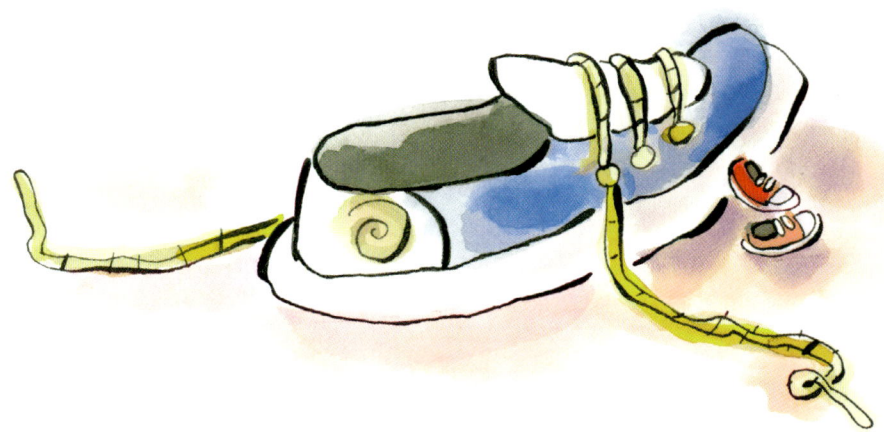

Pour Alexis, mon tendre chéri... N.S.

Pour Mance et Robert et leur monde merveilleux... A.V.

Composé par Nathalie Savaria

Illustré par Anne Villeneuve

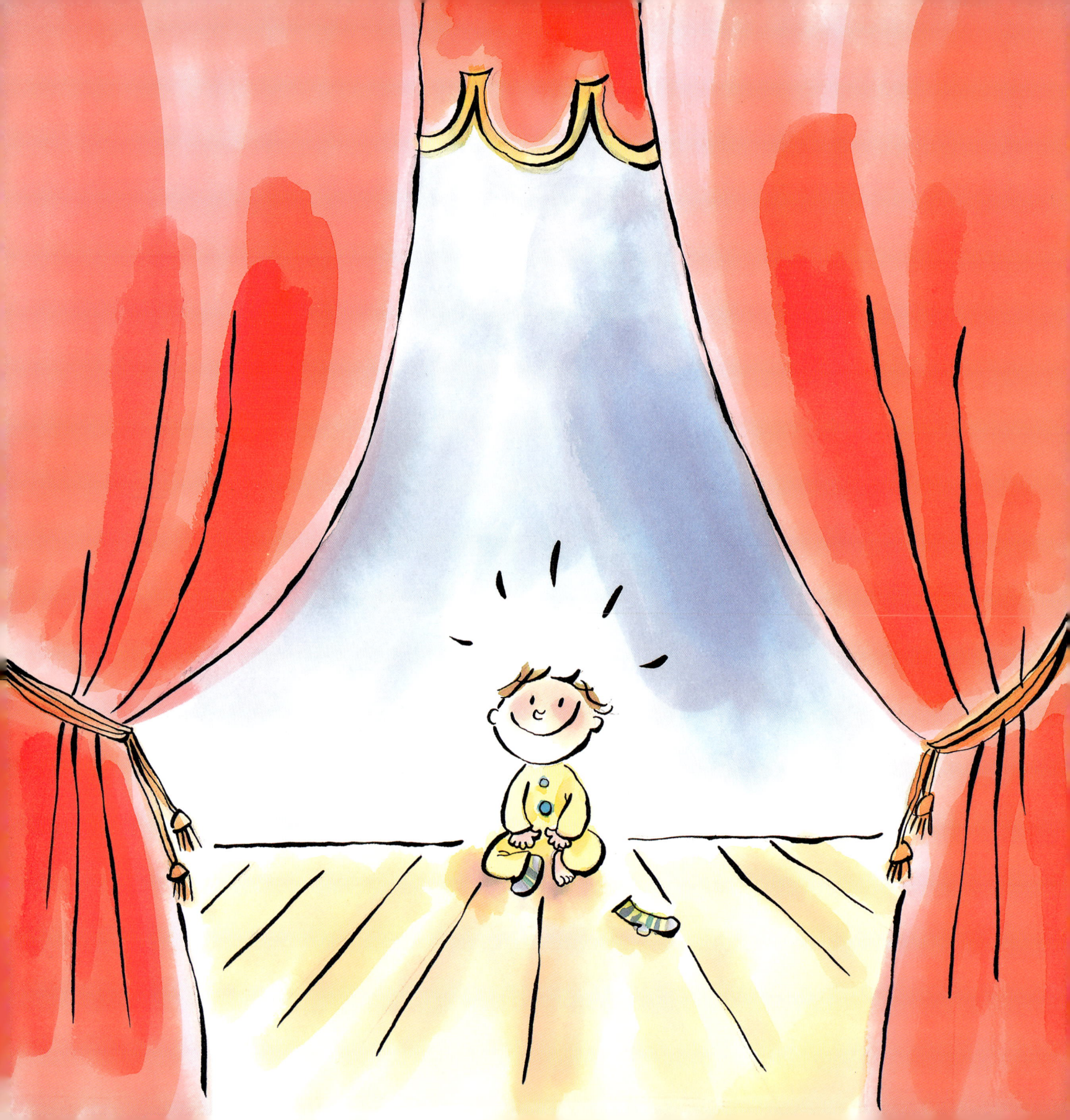

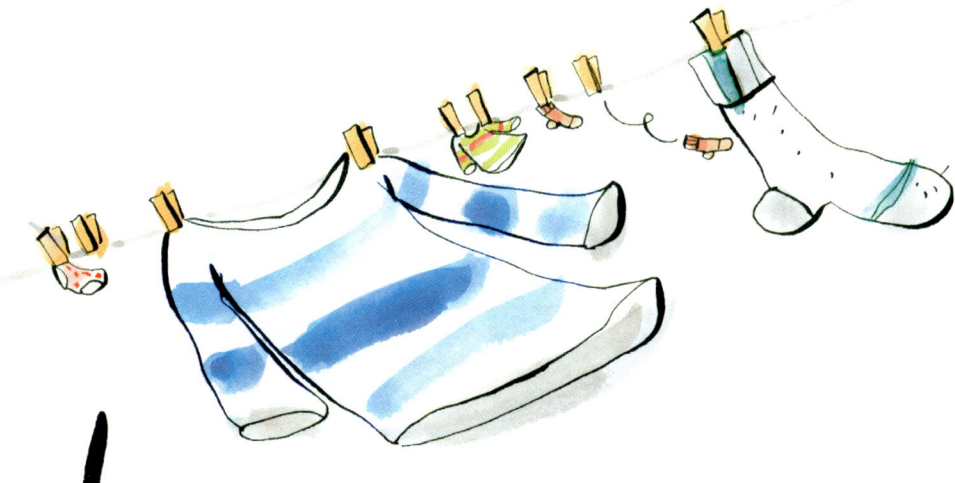

Bonjour !

Je m'appelle

Je suis né(e) le

Mon album de bébé m'a été offert par

Voici ma photo à   mois.

Avant ma naissance, il y a eu la rencontre entre deux êtres magnifiques !

Ma maman

Tu t'appelles

Tu es née le

À

Quel est ton métier?

Qu'est-ce qui te rend joyeuse?

Qu'est-ce qui te rend triste?

Ton plus beau souvenir d'enfance

Colle ici une photo de maman

Le plus beau moment de ta vie

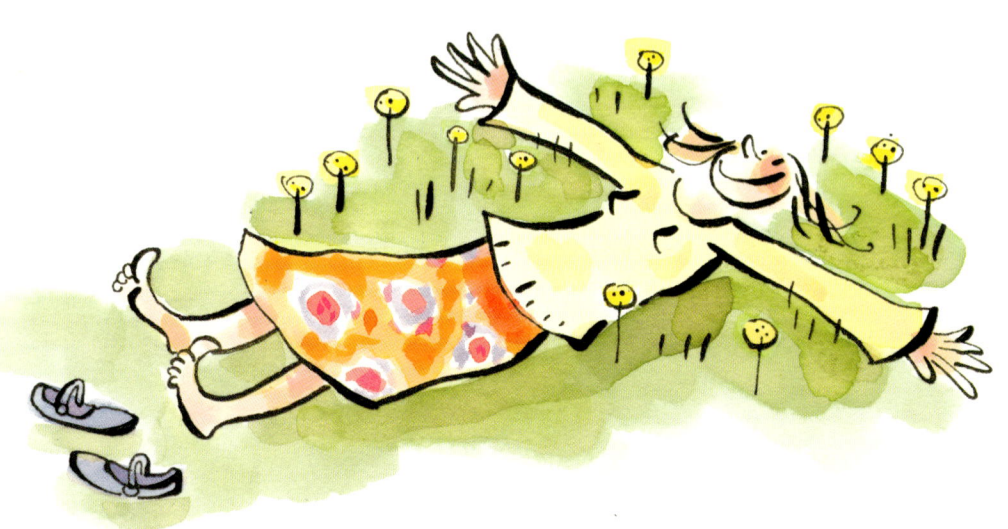

Mon papa

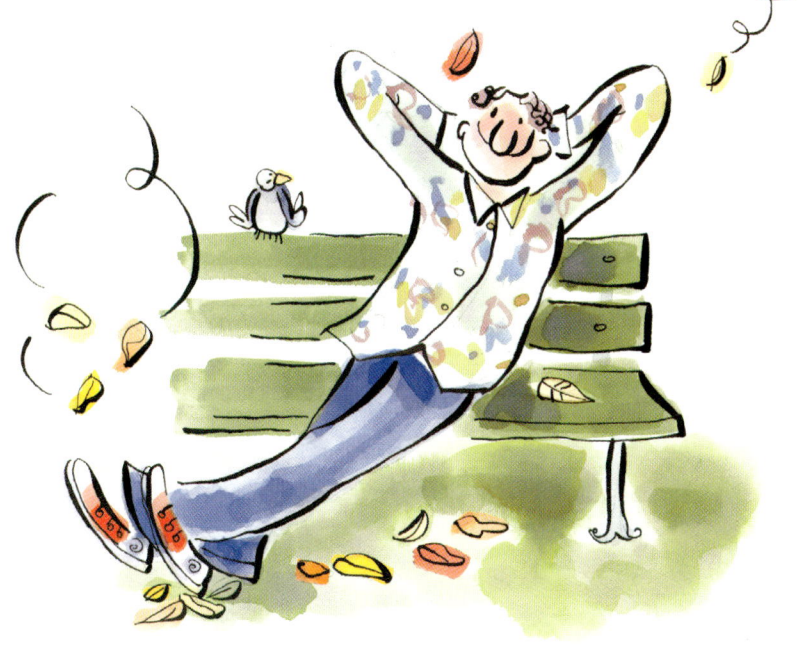

Tu t'appelles

Tu es né le

À

Quel est ton métier ?

Qu'est-ce qui te rend joyeux ?

Qu'est-ce qui te rend triste ?

Ton plus beau souvenir d'enfance

Le plus beau moment de ta vie

Ma vie, ce fut d'abord une histoire d'amour entre maman et papa.

Votre rencontre

Quand vous êtes-vous rencontrés pour la première fois?

Racontez-moi les débuts de votre amour.
Tes souvenirs, maman!

Coller une photo de vous à l'époque de votre rencontre

Tes souvenirs, papa!

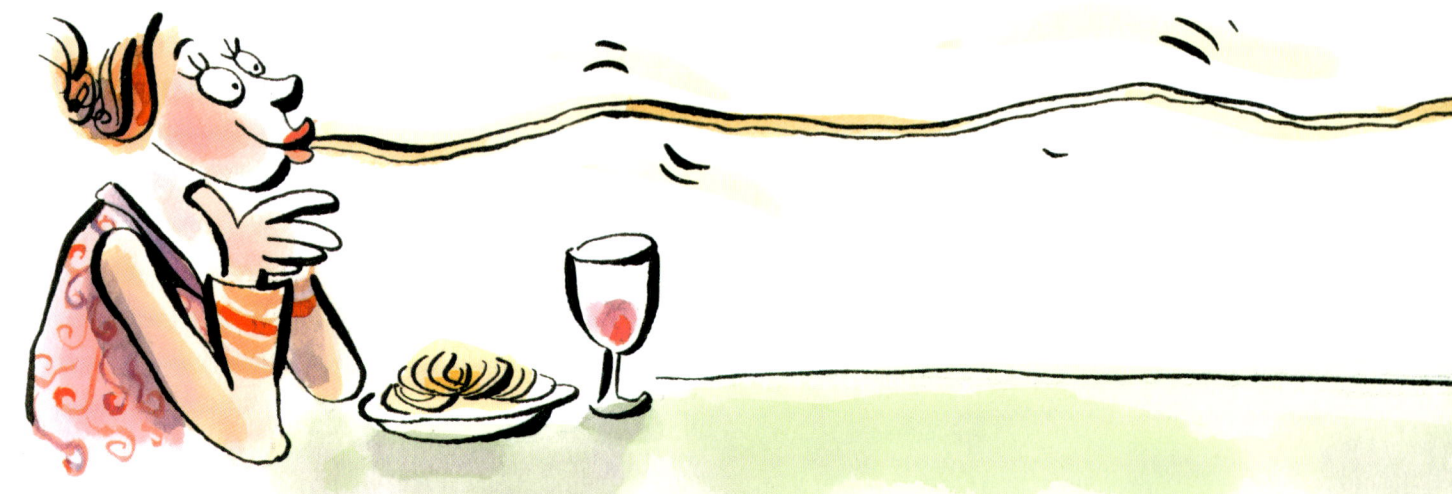

Puis, un jour, ô surprise...
La grande nouvelle !

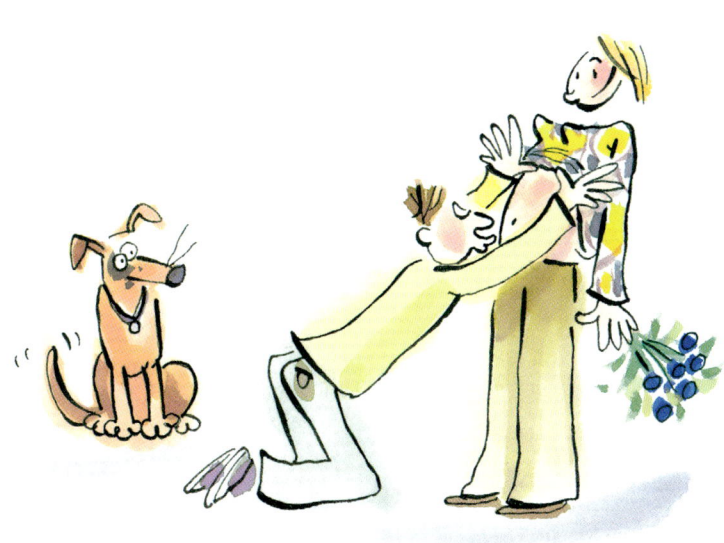

Le
vous apprenez mon existence dans le ventre de maman.
Maman, qu'as-tu ressenti en apprenant la nouvelle ?

Et toi, papa ?

À qui avez-vous annoncé ma venue prochaine en premier ?

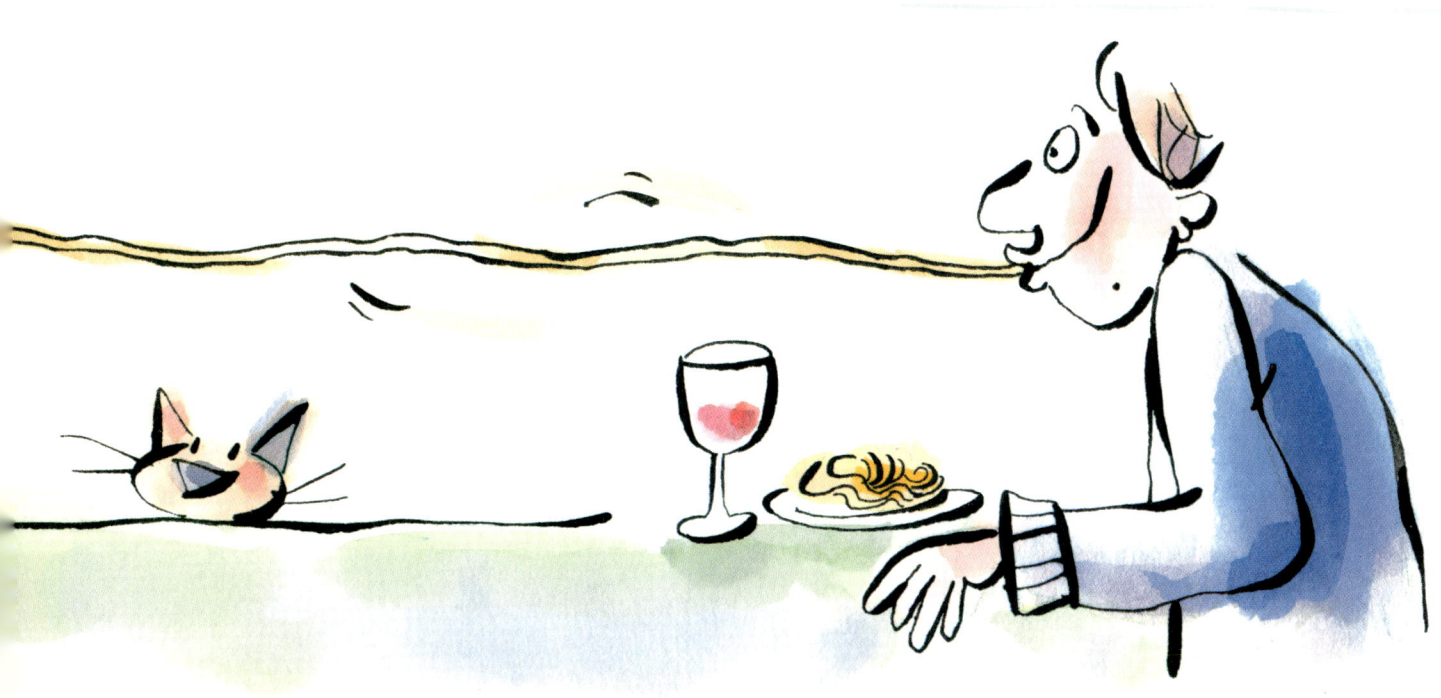

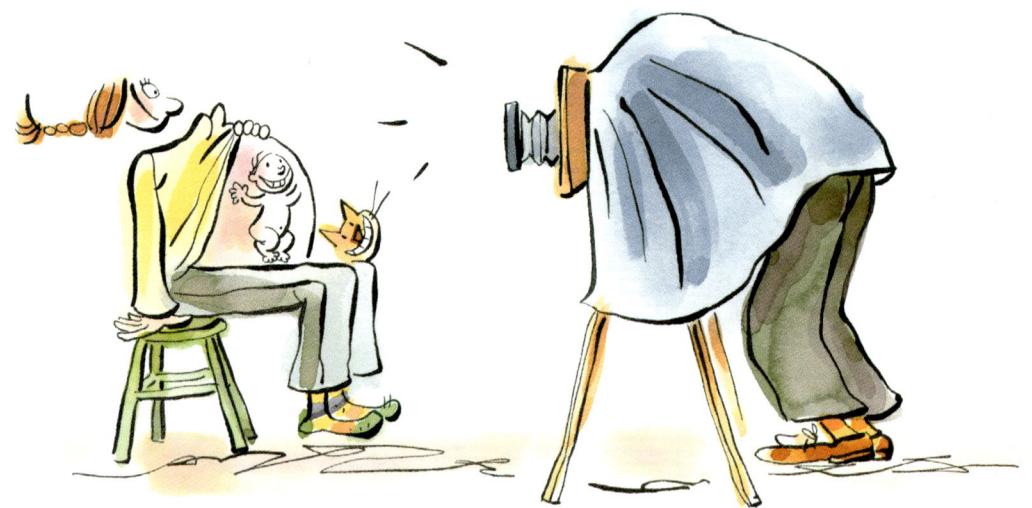

Et voilà que j'apparais dans ton ventre, maman!

Ma première photo

Un instant magique!

Voici ma première photo dans le ventre de maman

à   semaines de grossesse.

Quelle a été votre réaction en me voyant?

Coller une photo de l'échographie

Désiriez-vous connaître mon sexe tout de suite?

Puis est venu le temps de choisir...
Mon prénom!

Quels prénoms auriez-vous souhaité me donner?
Ta liste, maman!

Ta liste, papa!

Finalement, vous avez choisi de me prénommer

parce que

Si j'avais été de sexe opposé, comment m'auriez-vous appelé(e)?

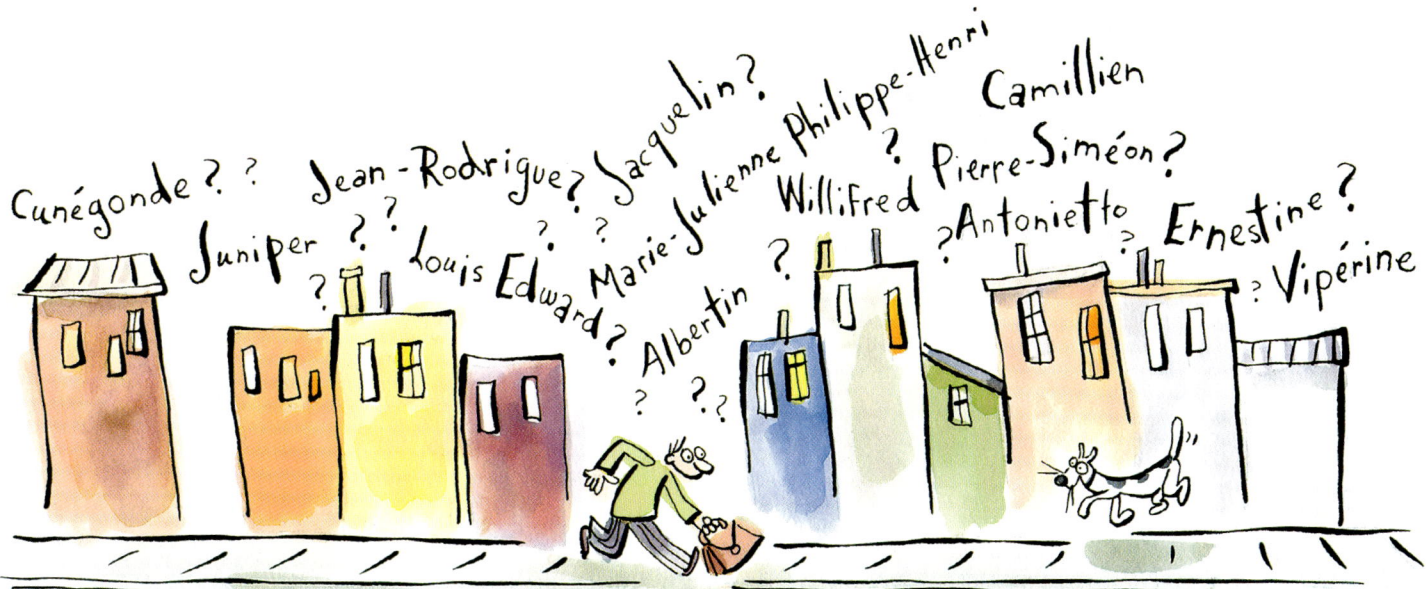

Après une longue attente...
J'arrive enfin !

Je suis né(e) le
> par voie naturelle
> par césarienne

à   heures   minutes.

Ma naissance était prévue pour le

Le nom du médecin ou de la sage-femme est

Je pèse

Je mesure

Mes cheveux sont

Mes yeux sont

Mon groupe sanguin est

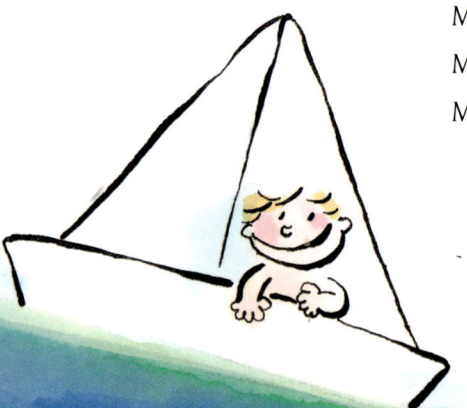

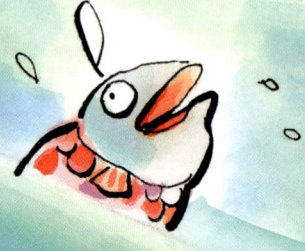

Racontez-moi comment s'est passée ma naissance.

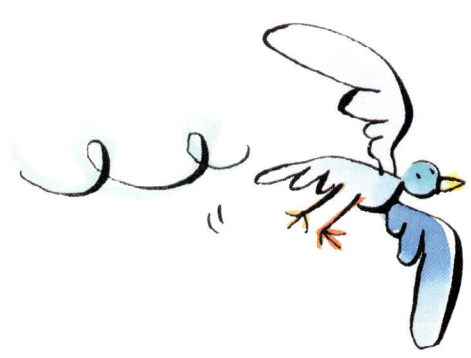

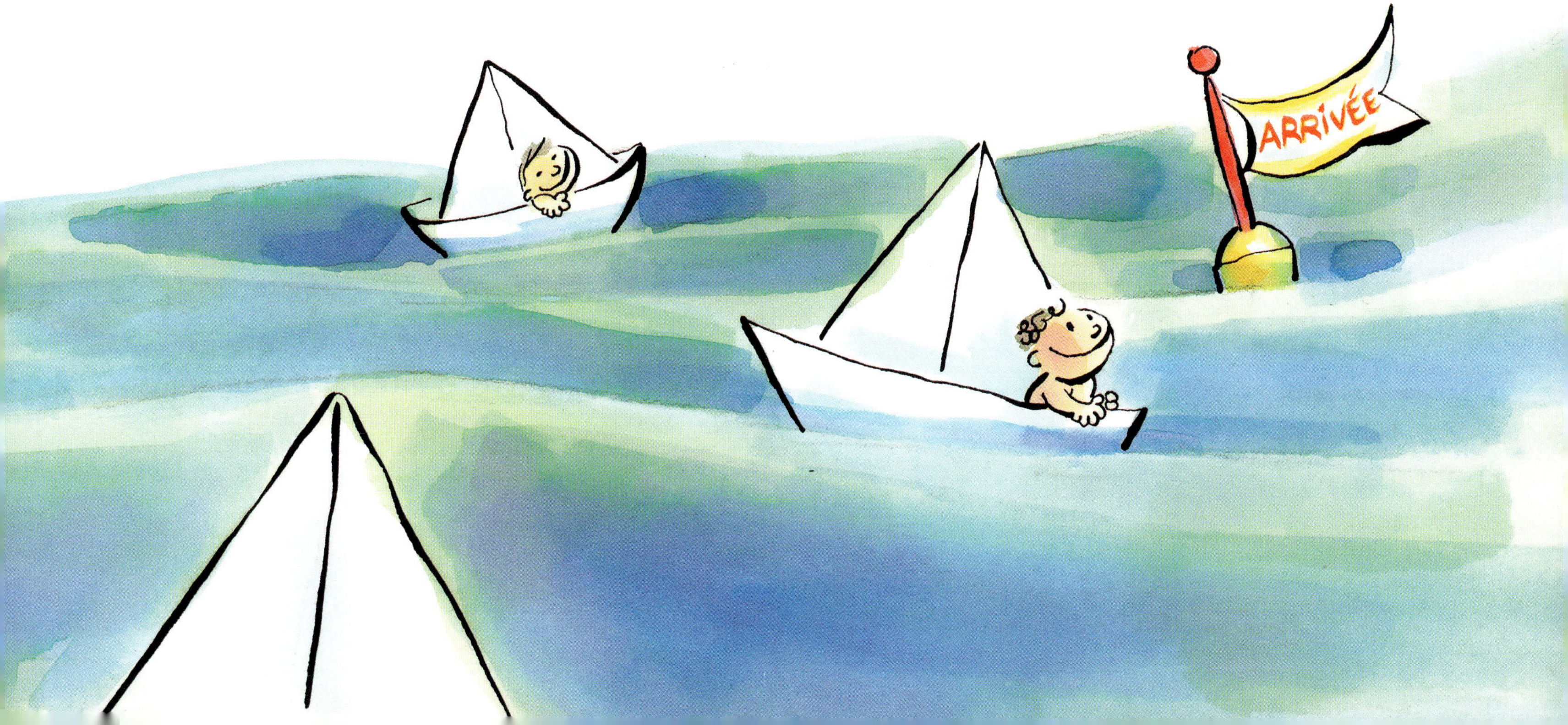

Vos premières impressions

Toi, maman ?

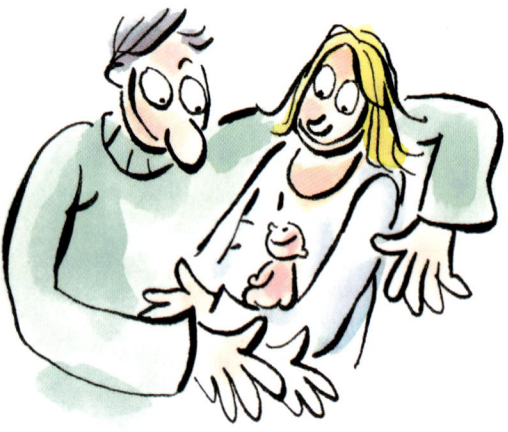

Et toi, papa ?

Coller ici une photo de la famille

Quelles sont mes caractéristiques particulières ?

Déjà, ils sont plusieurs à vouloir voir ma petite frimousse !

Mes premiers visiteurs

À l'hôpital, je reçois la visite de

Et mes premiers cadeaux !

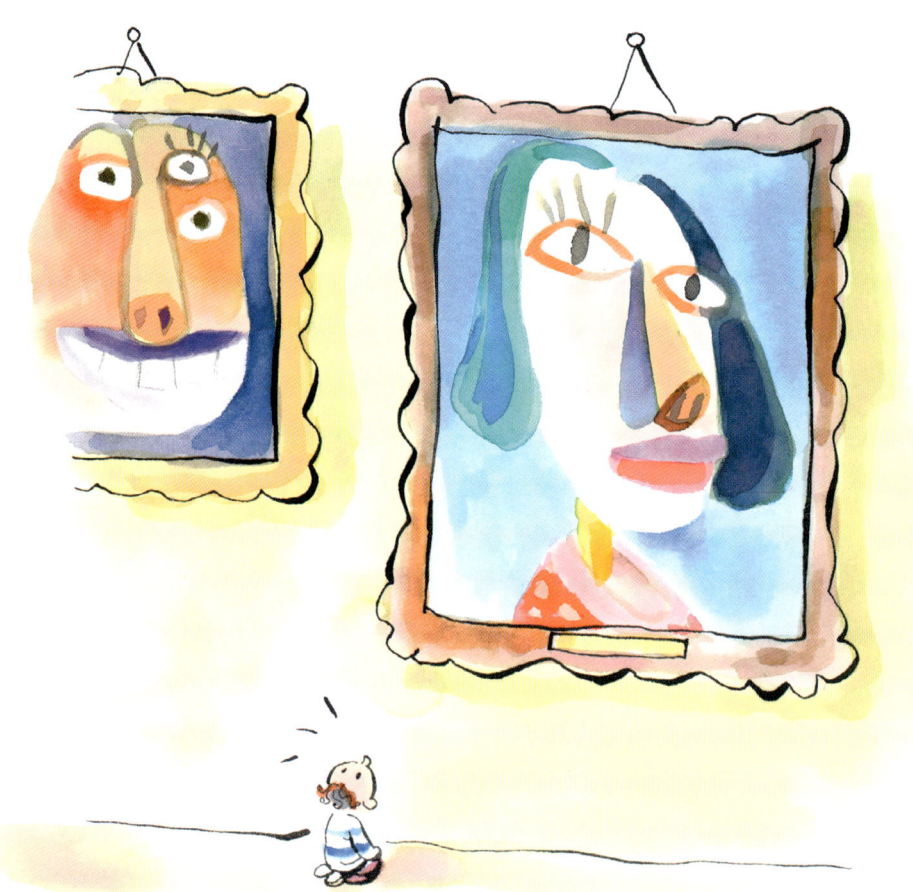

En me voyant, on me trouve…

Un petit air de famille !

J'ai le visage de

J'ai la même bouche que

Mes yeux sont ceux de

J'ai les mêmes fossettes que

J'ai le menton de

Mes mains sont celles de

J'ai les pieds de

Enfin, je suis tout le portrait de

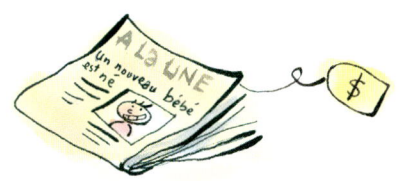

Le jour de ma naissance

La température est de

Le temps est

Plusieurs événements se déroulent ici

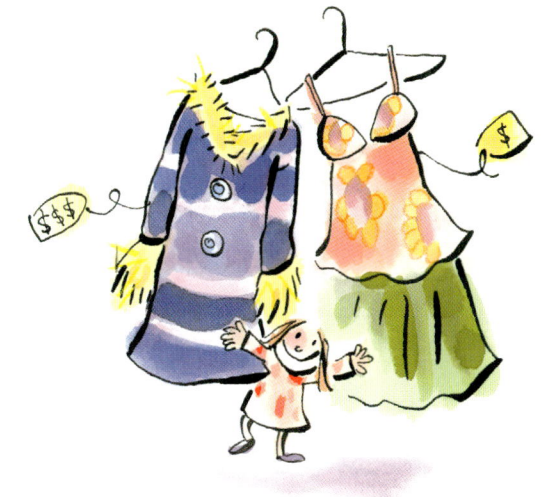

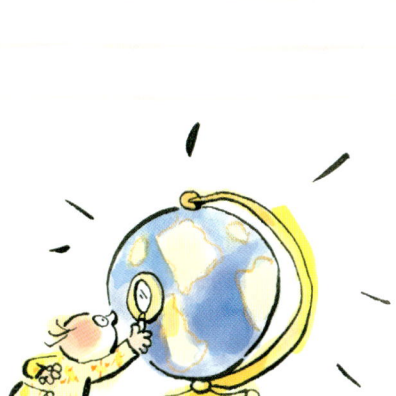

À l'époque de ma naissance, combien coûte :

un litre de lait ?

un timbre ?

un journal ?

une place au cinéma ?

un billet de métro ?

Qu'est-ce qui est en vogue :

en littérature ?

à la télévision et au cinéma ?

dans les vêtements ?

Quelles personnes sont nées le même jour que moi ?

Et dans le monde

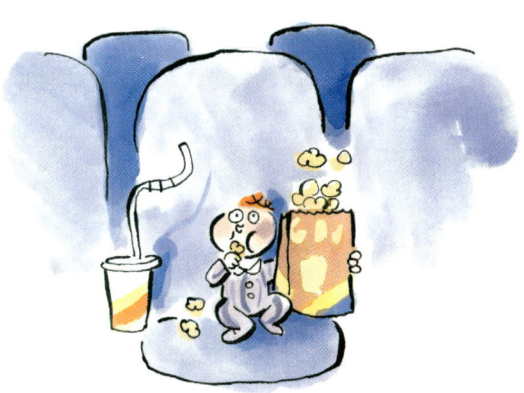

Ma famille s'agrandit

Quel est mon rang dans la famille ?
Mes frères et mes sœurs s'appellent

Enfant unique, j'ai aussi des frères et des sœurs de cœur.
Qui sont-ils ?

Parfois, la famille se transforme et s'élargit.
Des demi-frères et des demi-sœurs entrent dans nos vies.
Ils s'appellent

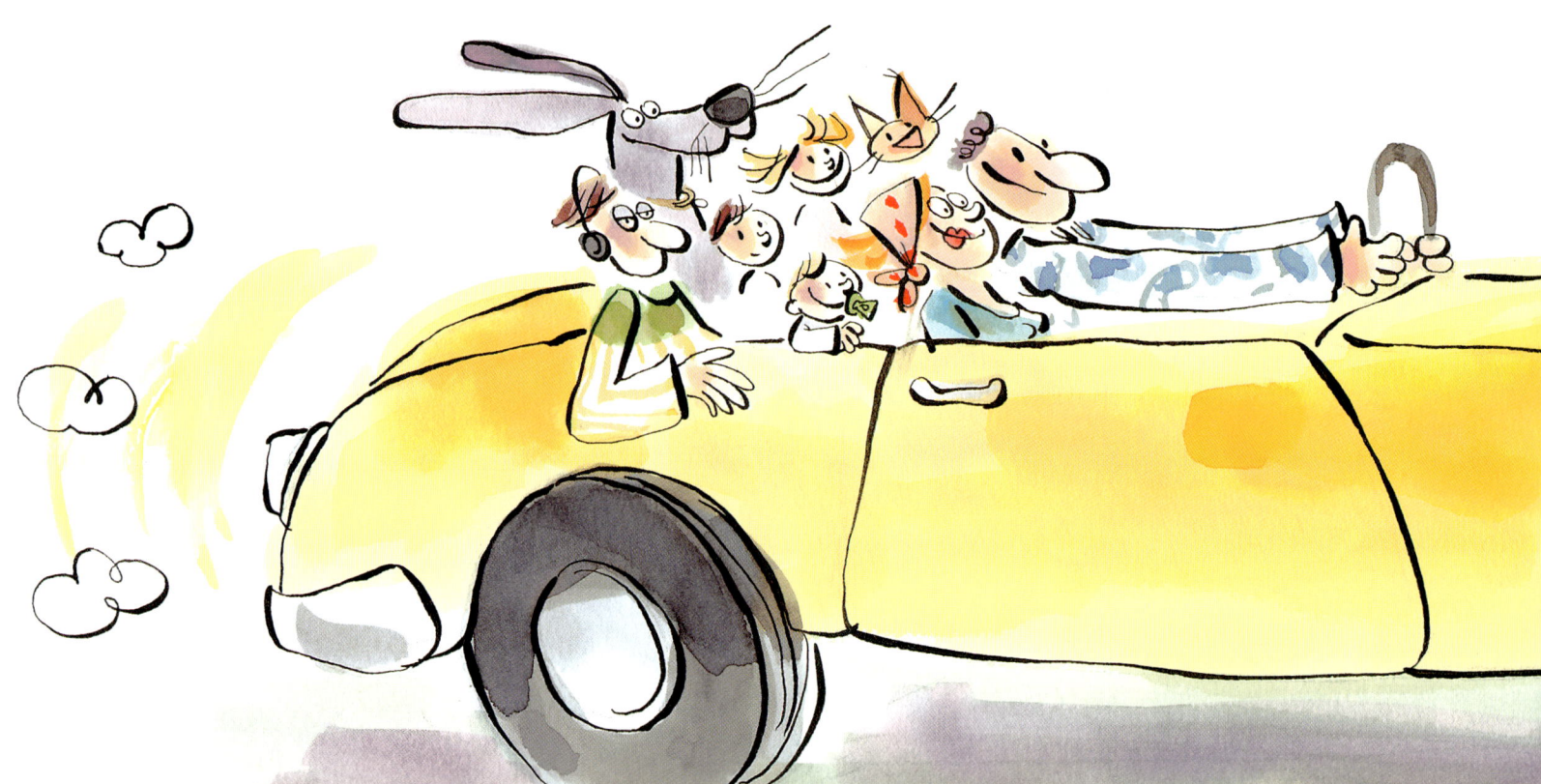

Coller une photo de toute ma famille!

Je vous présente mon arbre généalogique !

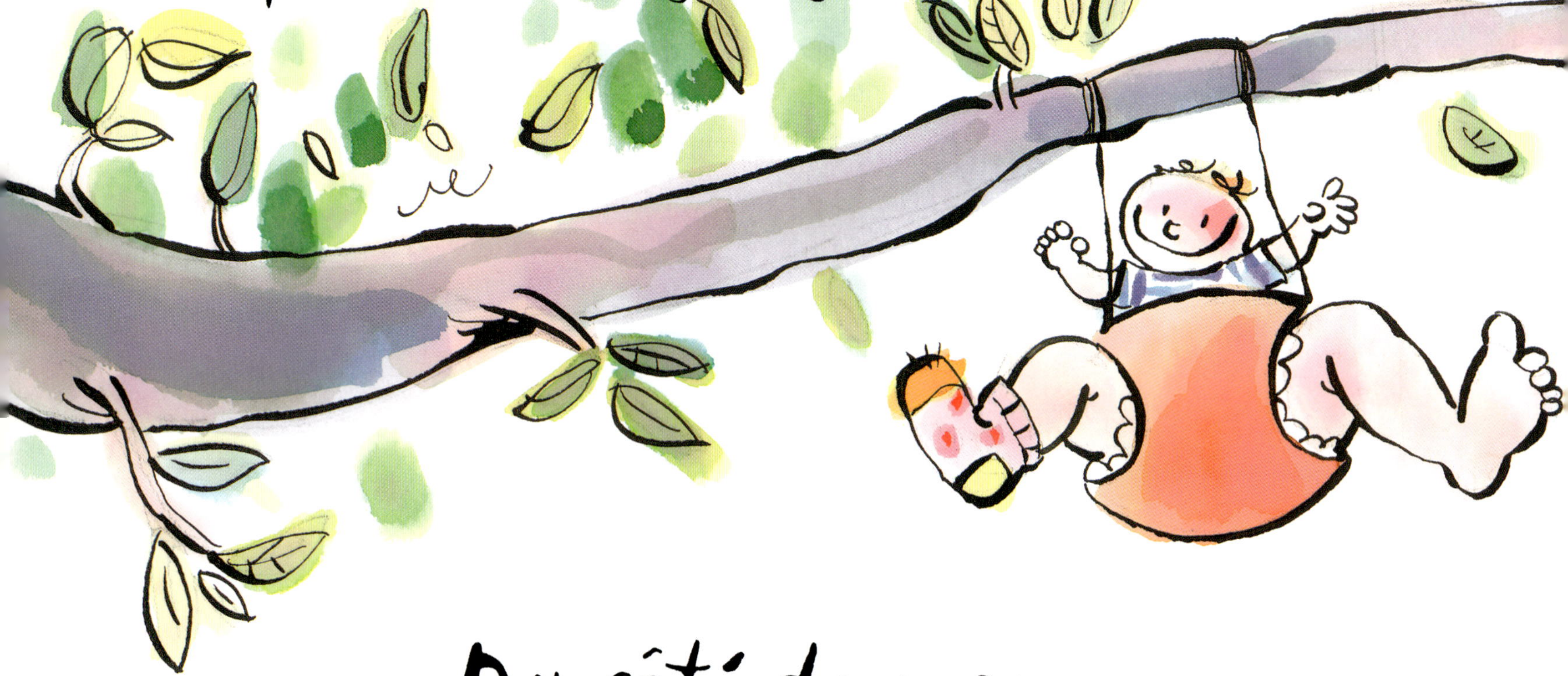

Du côté de maman

Maman

Grand-maman 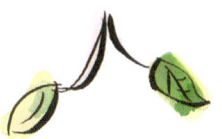 Grand-papa

Arrière-grand-maman  Arrière-grand-papa   Arrière-grand-maman   Arrière-grand-papa

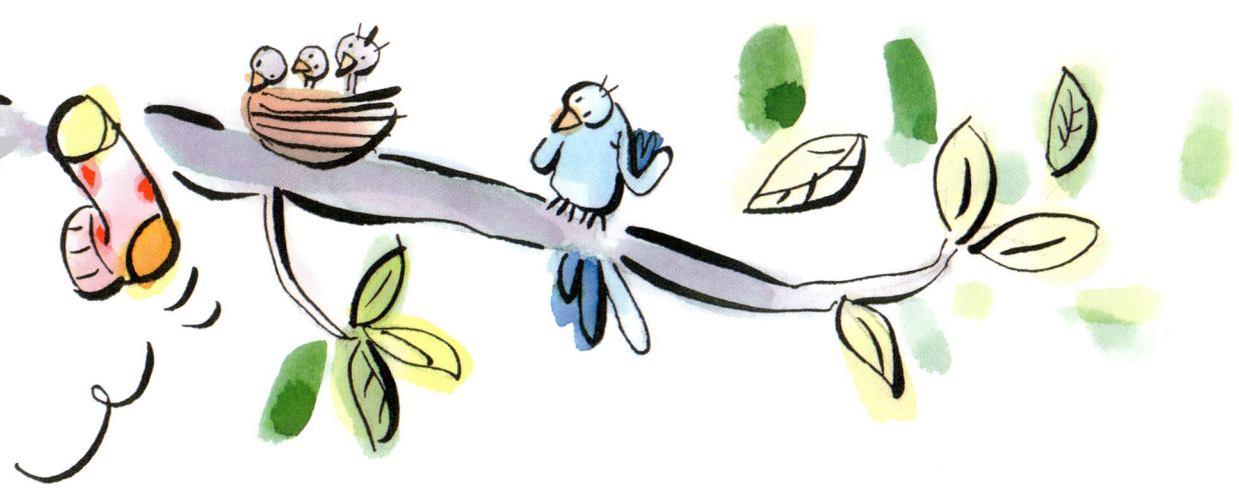

Du côté de papa

Papa

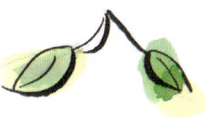

Grand-maman   Grand-papa

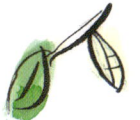   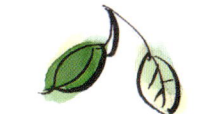

Arrière-grand-maman   Arrière-grand-papa   Arrière-grand-maman   Arrière-grand-papa

Enfin, la vraie vie commence !
Mon arrivée à la maison

Mon adresse est

J'arrive à la maison le

Comment se déroulent mes premiers jours à la maison ?

Au début, comment te sens-tu, maman ?

Et toi, papa ?

Si j'ai des frères et des sœurs, comment vivent-ils ma venue ?

Qui ont été mes premiers visiteurs à la maison ?

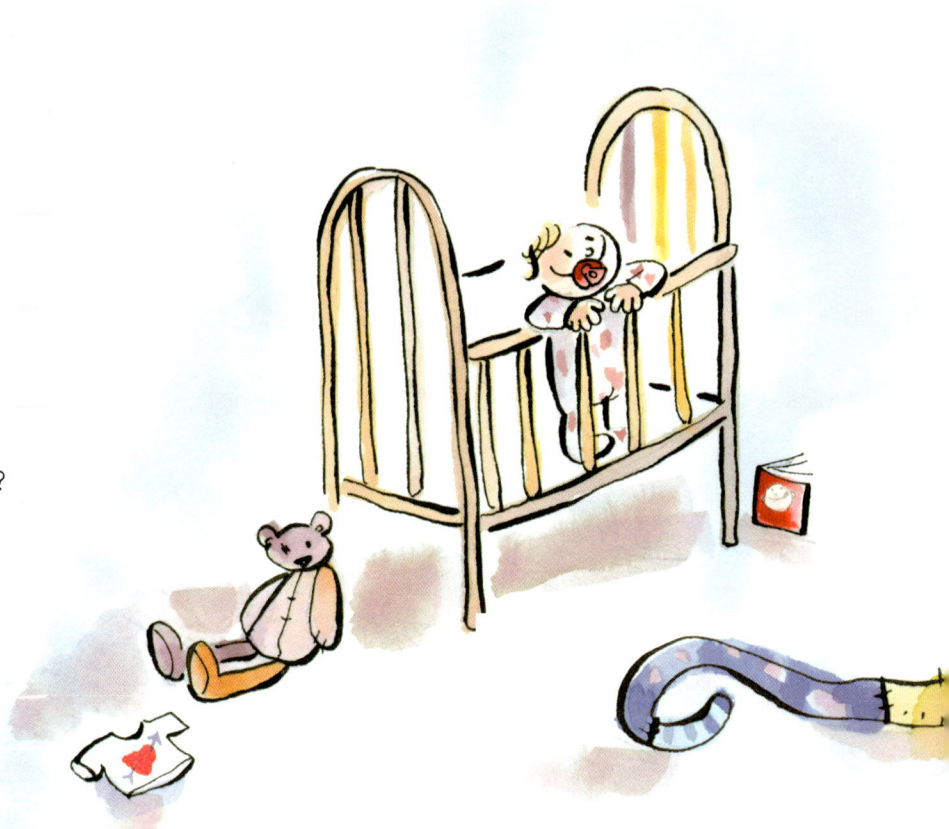

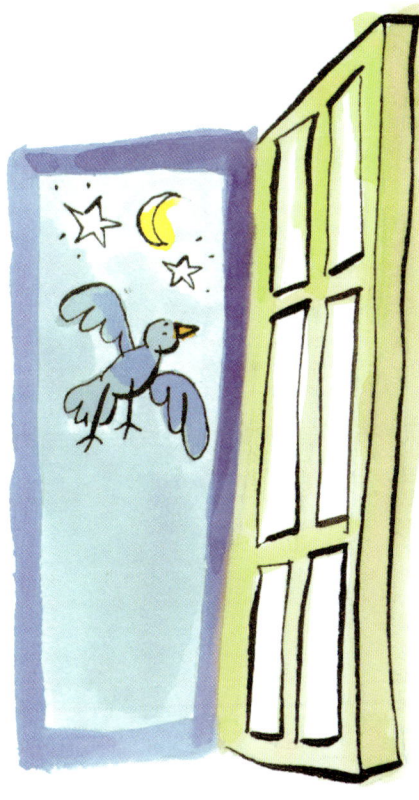

Ma chambre !

Comment est ma chambre ?

Quels sont mes toutous préférés ?

Quelles sont mes positions favorites pour dormir ?

Quand ai-je fait ma première nuit sans me réveiller ?

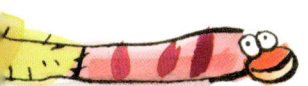

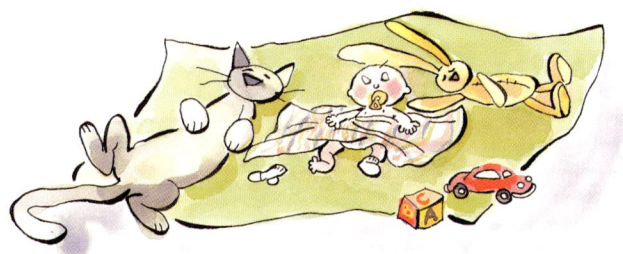

Oh là! là! Quel progrès!
Mes empreintes à 1 mois

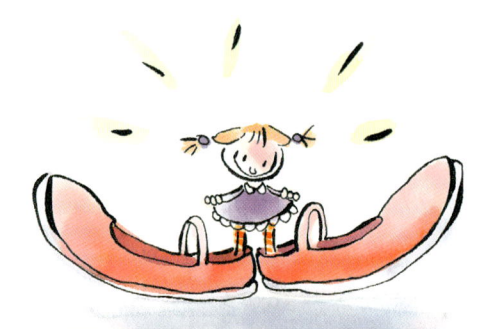

Vous pouvez utiliser un stylo et relever le contour des mains et des pieds ou encore mettre de la gouache sur la paume des mains et la plante des pieds.

Je grandis !
Mes empreintes à 12 mois

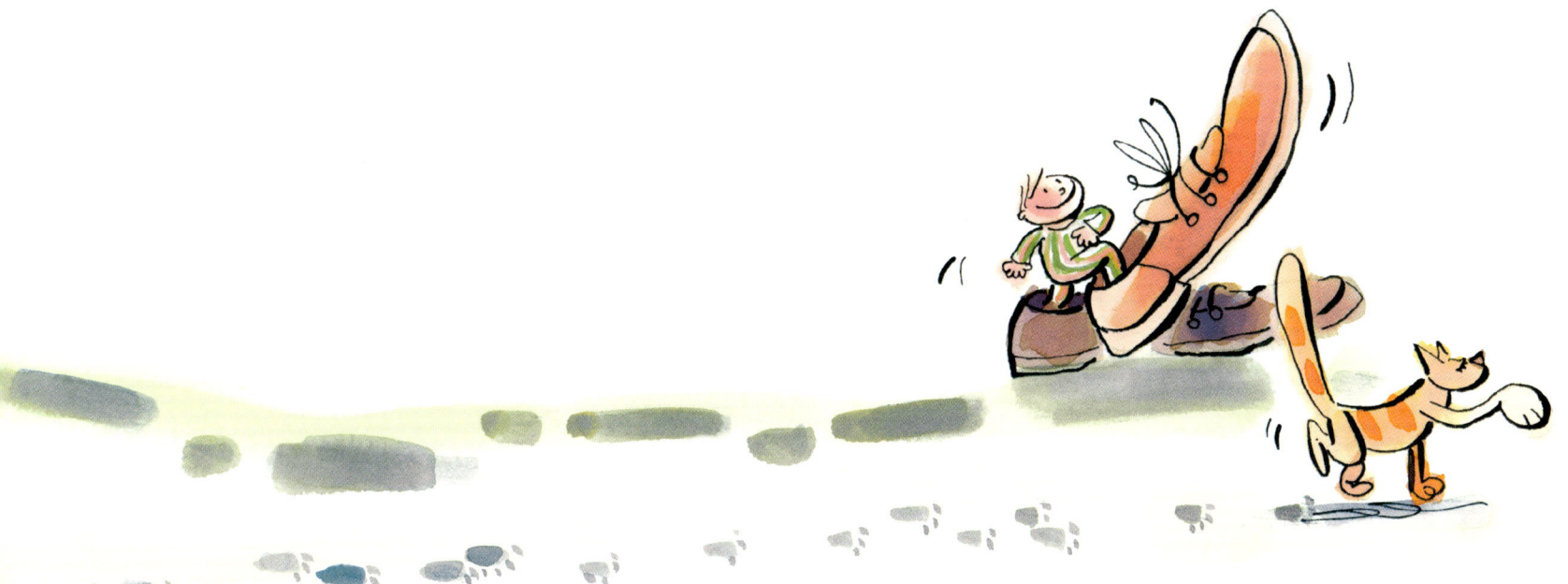

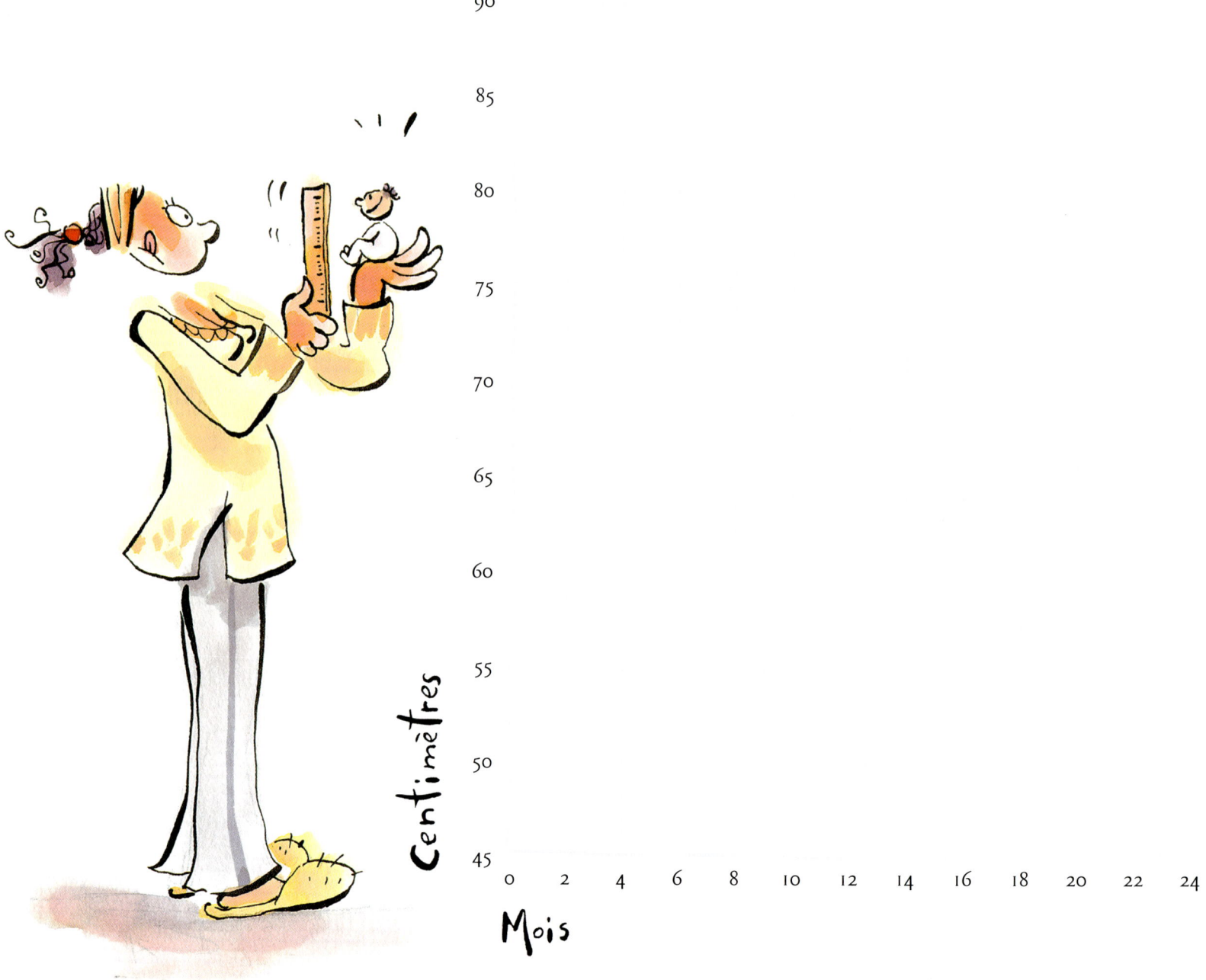

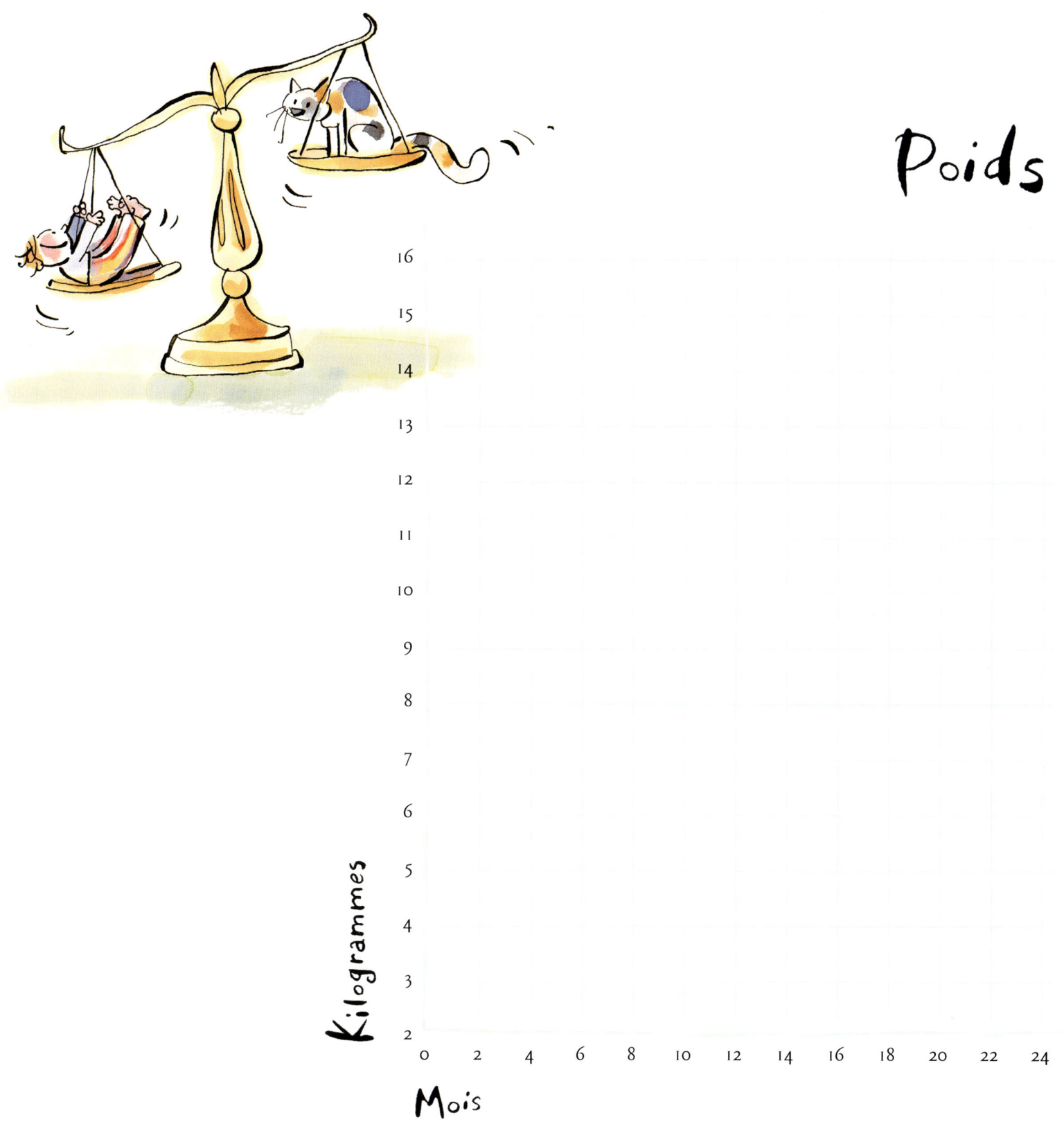

Je résiste aux maladies comme en témoigne...
Mon carnet de santé

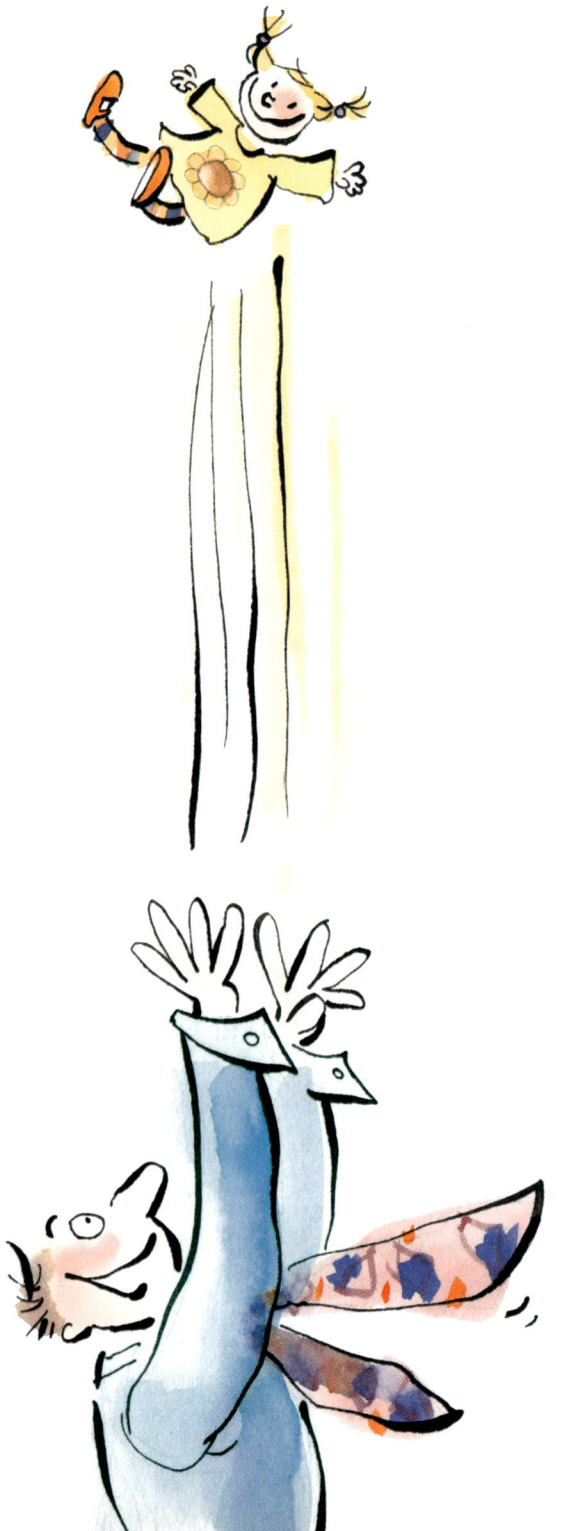

Mon pédiatre s'appelle

Ma première visite chez le pédiatre a lieu

Les petites maladies dont je souffre
Lesquelles ?   Quand ?

Les vaccins que je reçois
Lesquels ?   Quand ?

Est-ce que je fais des allergies ?
Lesquelles ?

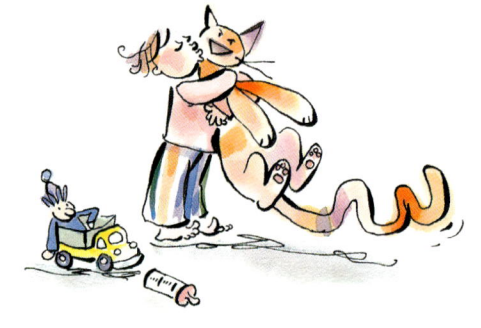

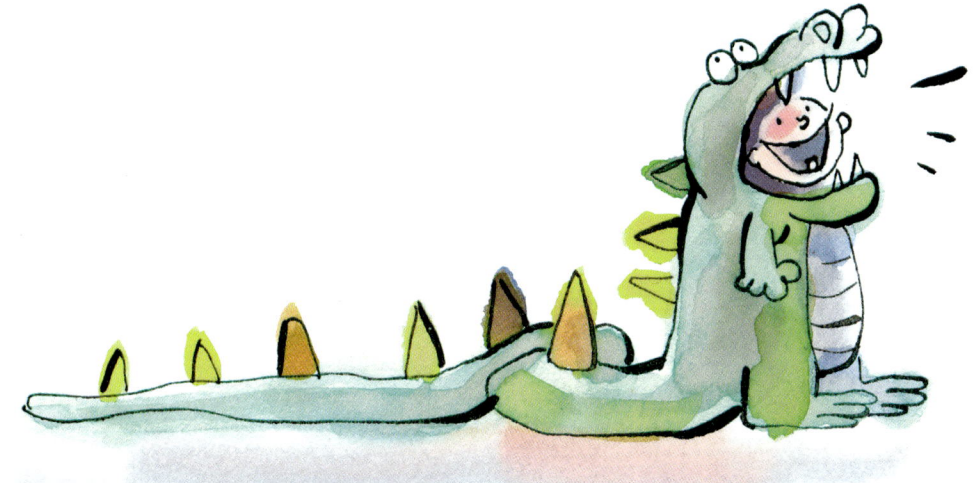

On peut donc dire que je croque dans la vie...
Mes dents poussent !

Je perce ma première dent à

Les suivantes…

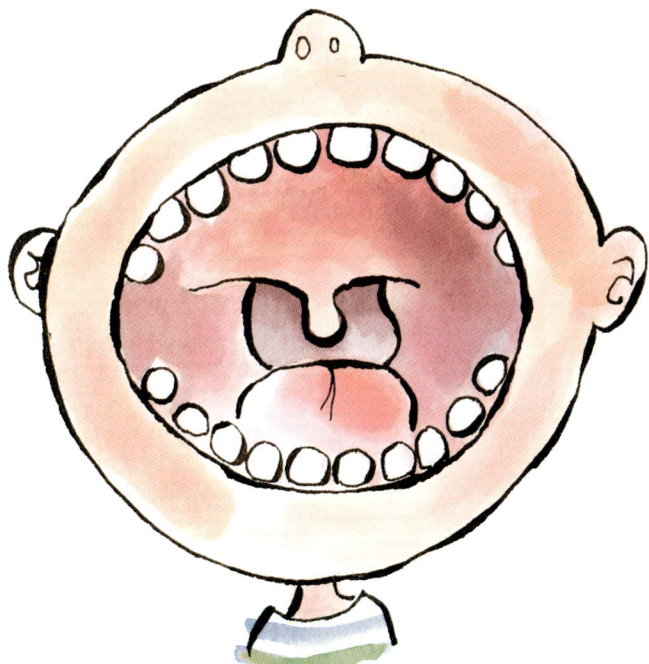

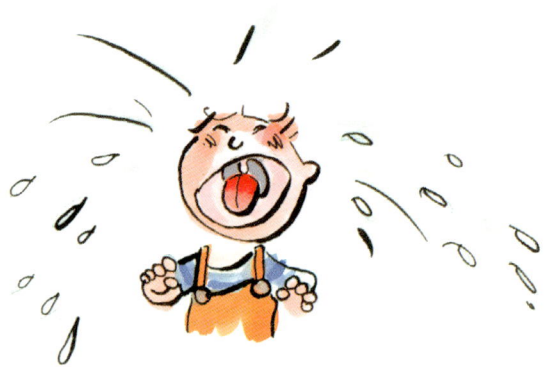

Ma personnalité s'épanouit...

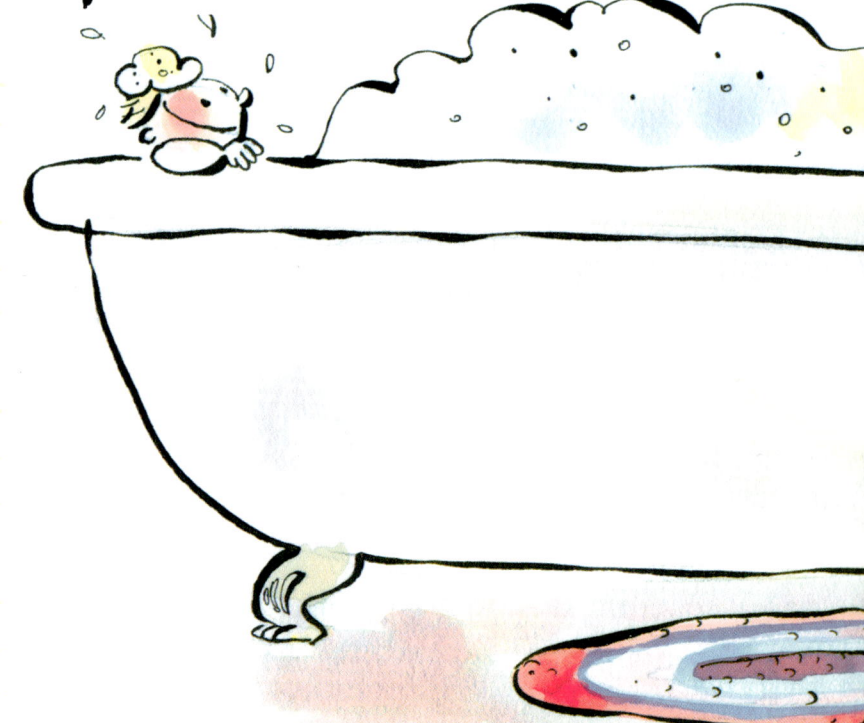

Je ris aux éclats lorsque

Je pleure lorsque

Je me mets en colère lorsque

Est-ce que j'aime prendre mon bain ?

Comment ai-je réagi à ma première coupe de cheveux ?

Et j'affiche mes préférences!

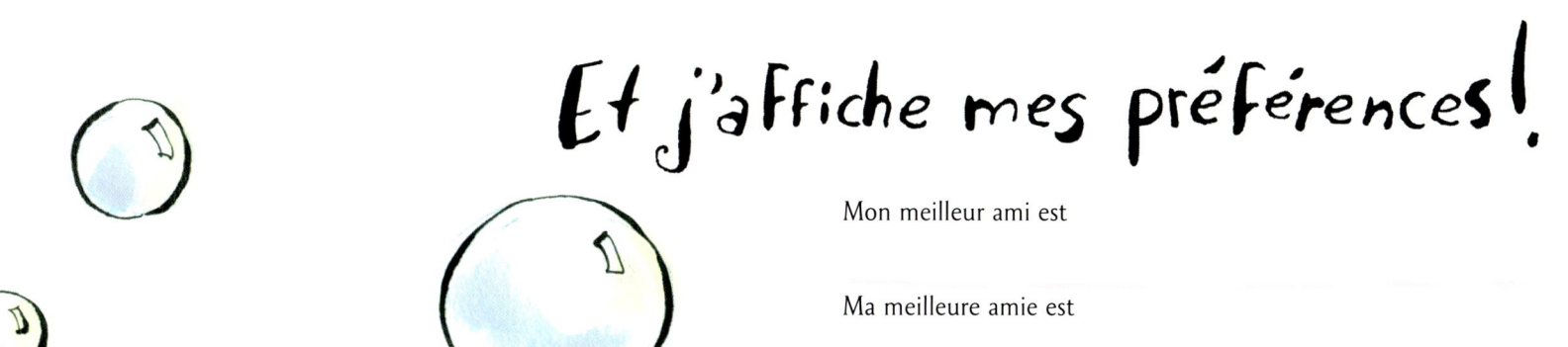

Mon meilleur ami est

Ma meilleure amie est

J'aime manger

J'aime   Je n'aime pas

                 sucer mon pouce

                 téter ma suce

                 me faire laver les cheveux

                 me faire couper les ongles

                 me promener en poussette

                 aller en automobile

Mes jouets favoris sont

Ma doudou préférée est

Mes chansons favorites sont

Mon personnage préféré à la télé est

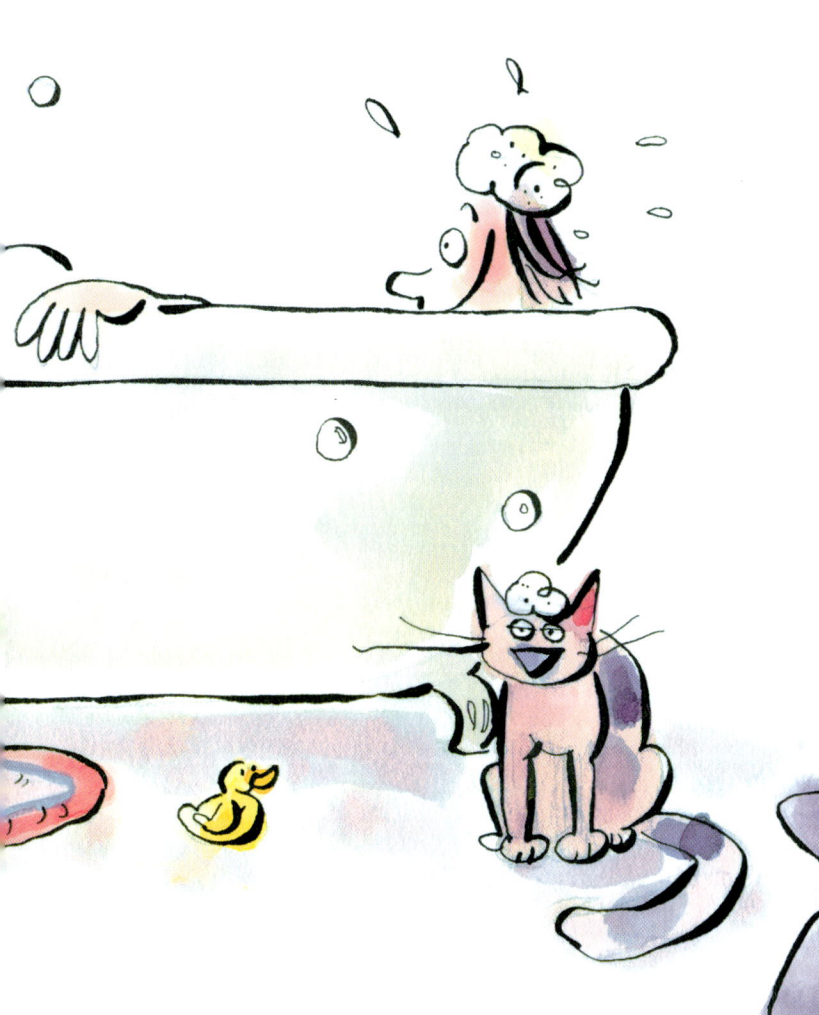

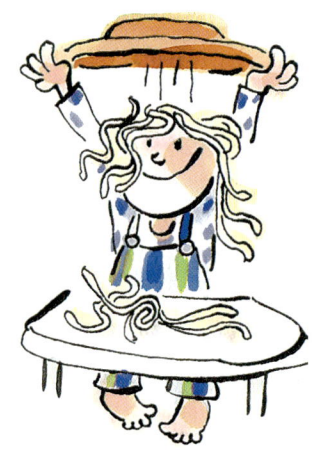

Le temps des grandes premières est arrivé !
Du biberon à la cuillère

Je tète le sein de maman

Je bois mon premier biberon

Je déguste mon premier petit pot de légumes

Je mange mon premier petit pot de fruits

Je mange solide

Je m'assois dans une chaise haute

Je bois dans un verre

Je tiens tout(e) seul(e) ma cuillère

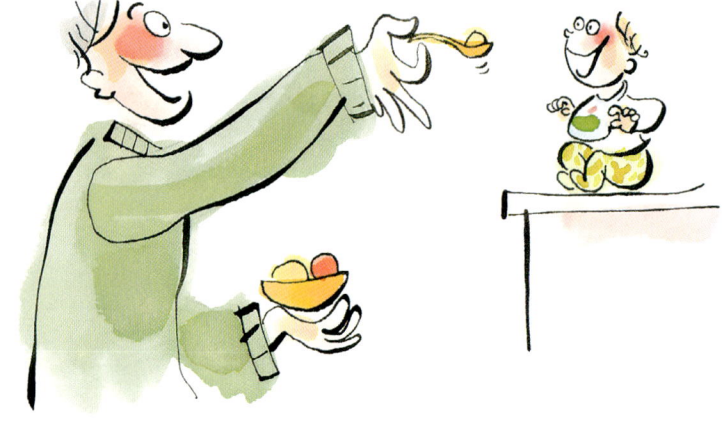

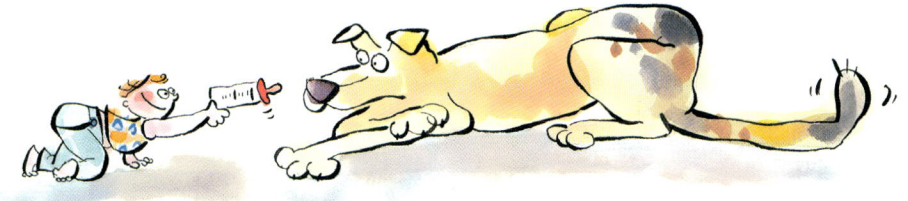

À quatre pattes, à genoux, puis debout !

Je tiens ma tête

Je me retourne

Je me tiens assis(e)

Je marche à quatre pattes

Je me traîne sur les fesses

Je tiens debout

Enfin, je marche

Racontez-moi cette grande première.

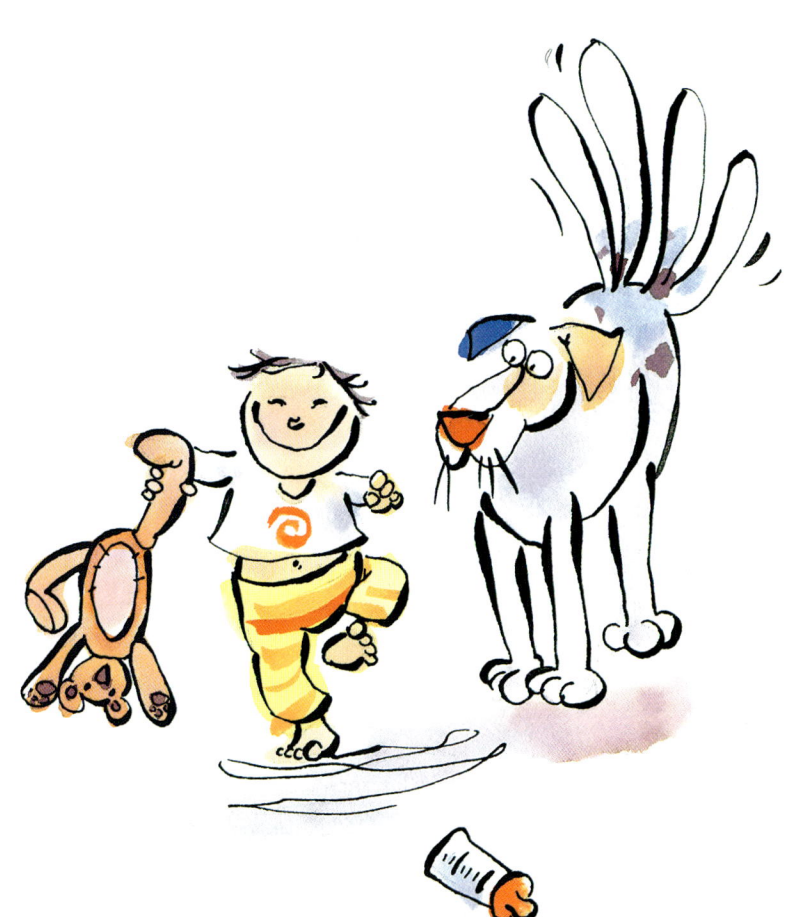

Des gazouillis aux premiers mots

Je dis mon premier mot le

Quel est ce mot ?

Je dis « maman » pour la première fois

Je dis « papa » pour la première fois

Ma première phrase est

Mes expressions préférées sont

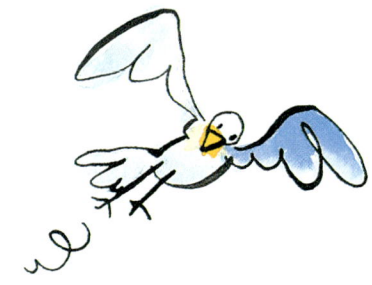

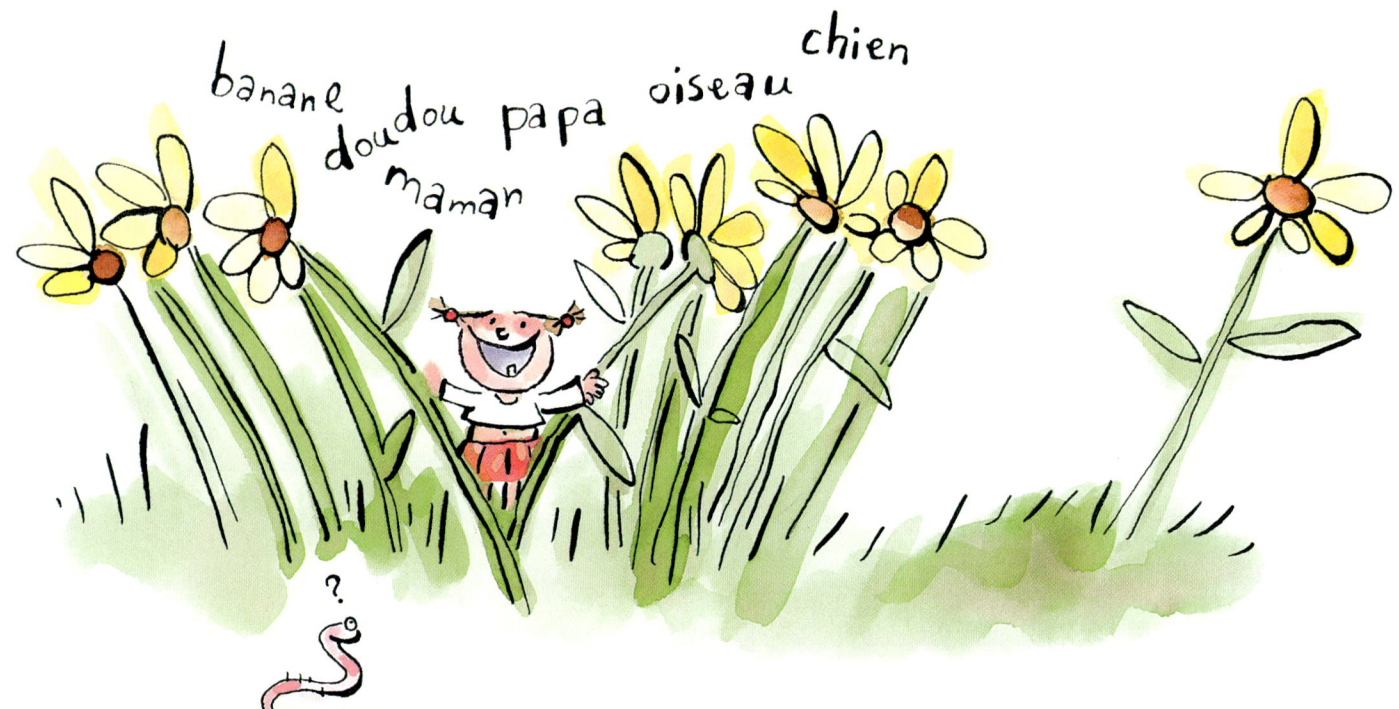

anticonstitutionnellement

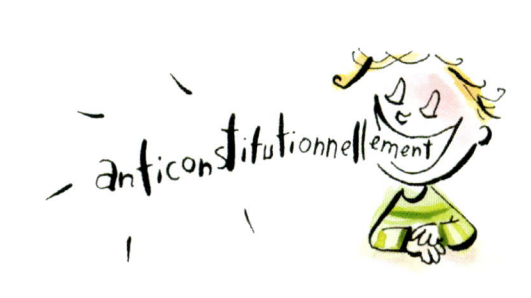

Coller une photo de moi

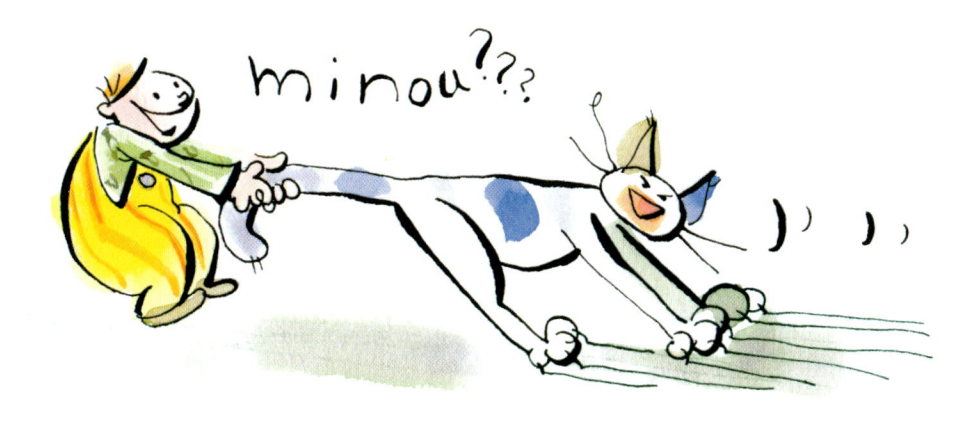

minou???

Je vis de grands événements !
Mon baptême

Quand la cérémonie a-t-elle lieu ?

Quel est le nom de l'église où je suis baptisé(é) ?

Quels sont mes prénoms ?

Qui est ma marraine ?

Qui est mon parrain ?

Qui sont les invités ?

Racontez-moi cette journée.

Si je n'ai pas été baptisé(e), peut-être avez-vous organisé une fête pour souligner ma venue au monde.
Comment s'est-elle déroulée ?

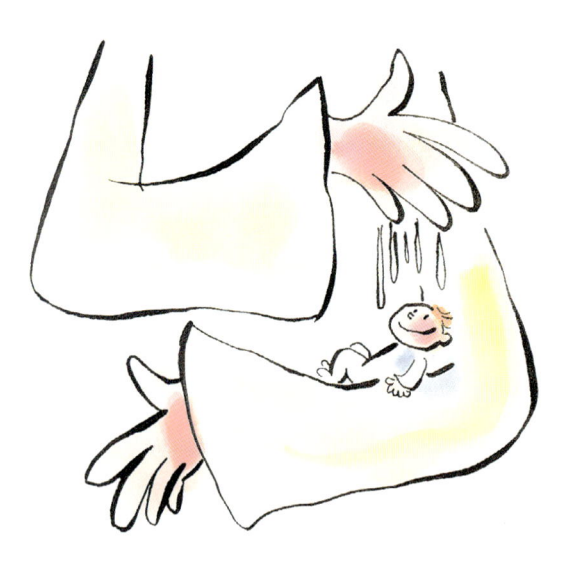

Coller une photo prise sur le vif

Mon premier Noël

J'ai   mois.

À quel endroit fêtons-nous Noël?

Qui sont les invités?

Qu'est-ce que le père Noël m'apporte comme cadeaux?

Racontez-moi quelques anecdotes sur mon premier Noël.

Pourquoi Noël est-il important pour notre famille?

Mon premier anniversaire

Où se déroule l'événement?

Qui sont mes invités?

Est-ce que j'ai mangé toute ma part de gâteau?

J'ai reçu de nombreux cadeaux! En voici la liste:

Racontez-moi quelques souvenirs de cette belle journée.

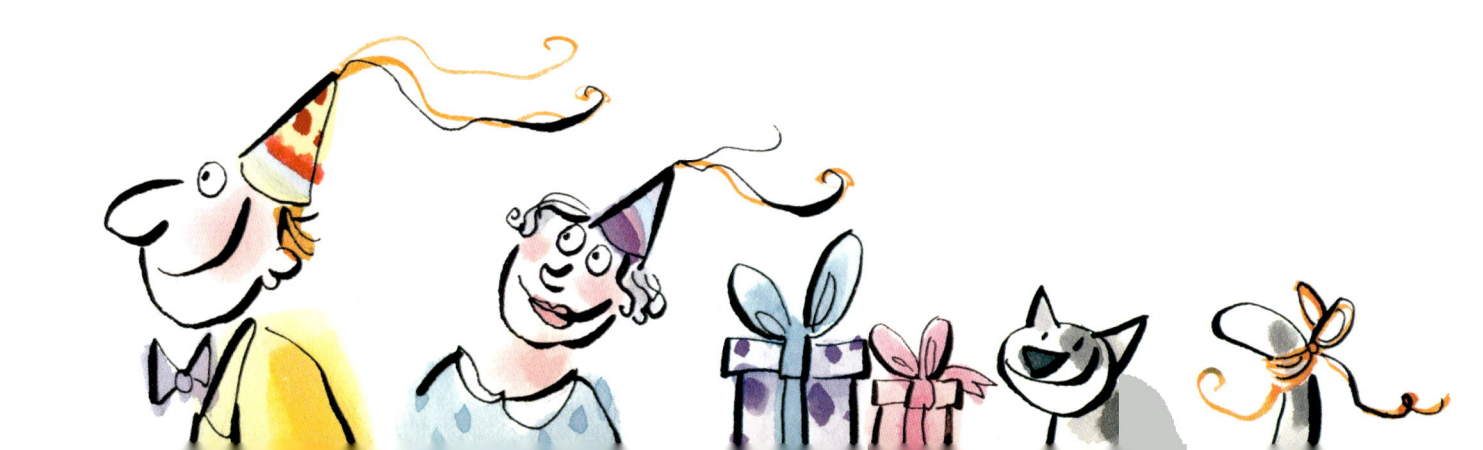

Colle quelques photos ou quelques bricolages!

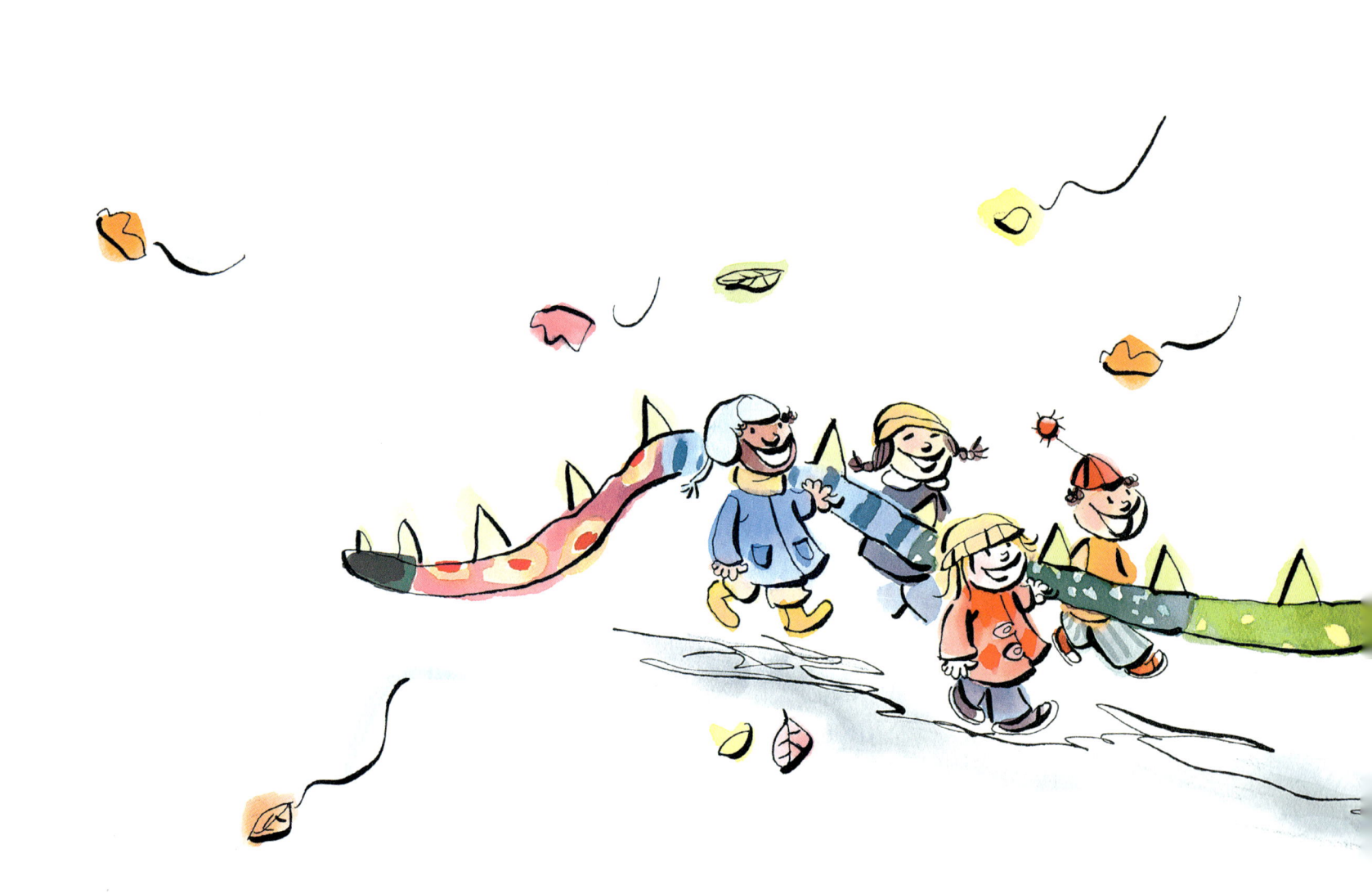

À la garderie

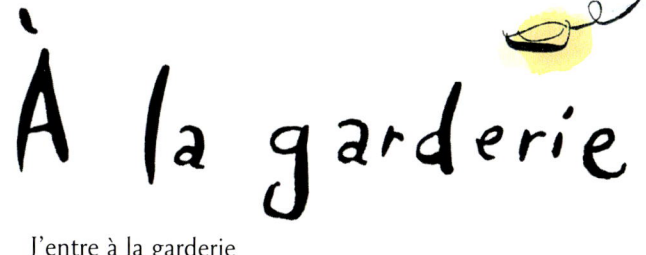

J'entre à la garderie
le
J'ai   mois.
Mon éducatrice ou mon éducateur s'appelle

Comment se déroulent mes journées?

Qui sont mes ami(e)s?

Quelles sont mes activités préférées?

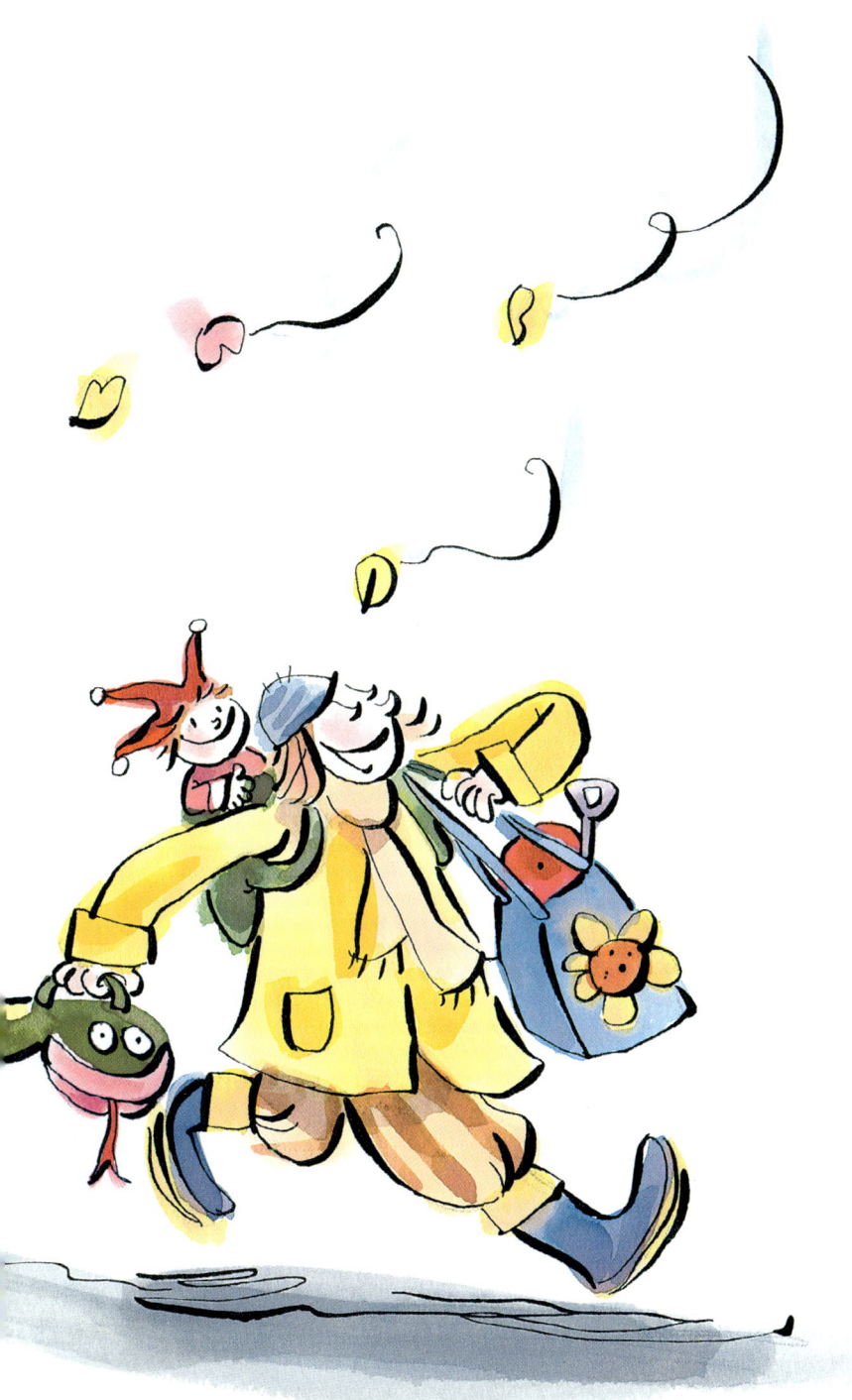

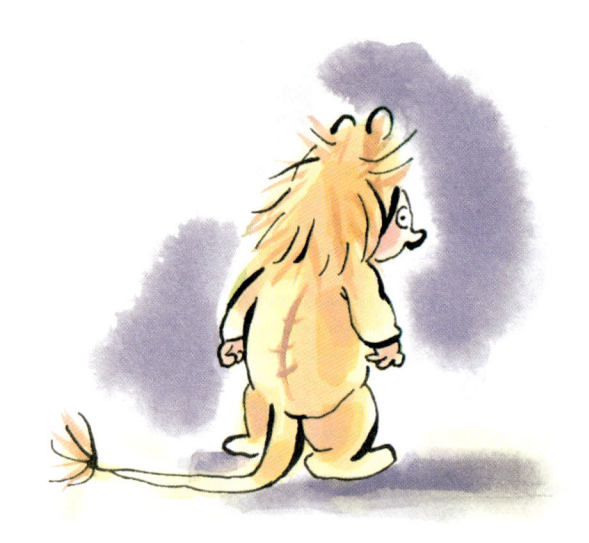

Ma première fête d'Halloween

J'ai   mois.

Je suis déguisé(e) en

Qui m'a accompagné(e) pour ma tournée d'Halloween ?

Une photo de mon fameux déguisement !

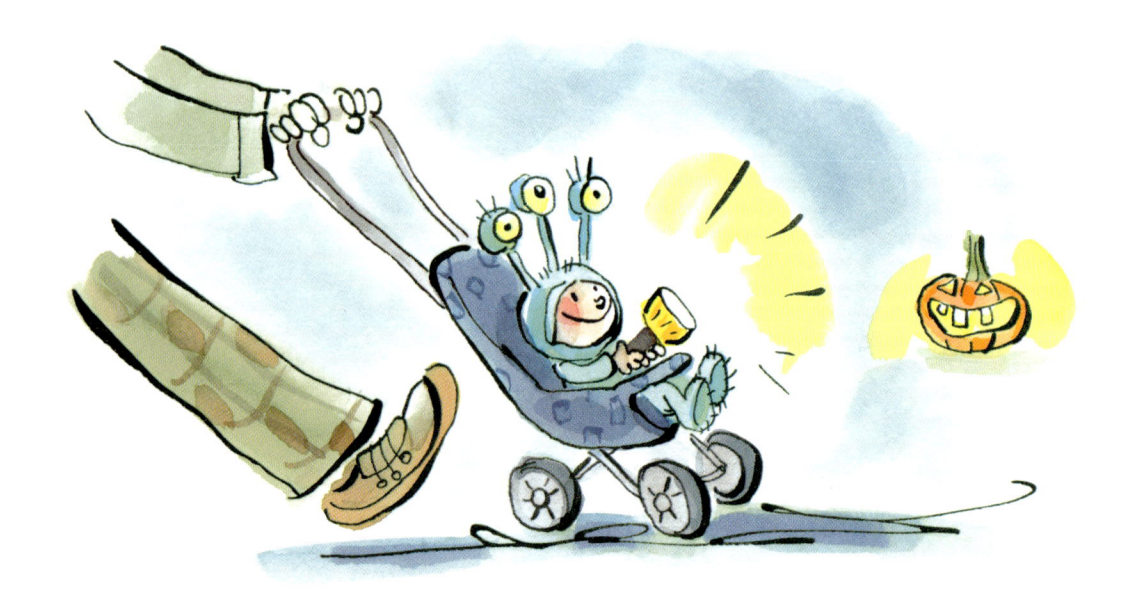

Mon premier grand voyage

J'ai   mois.

Qui est avec moi ?

Où sommes-nous allés et comment ?

Combien de temps a duré ce tout premier voyage ?

Comment s'est-il déroulé ?

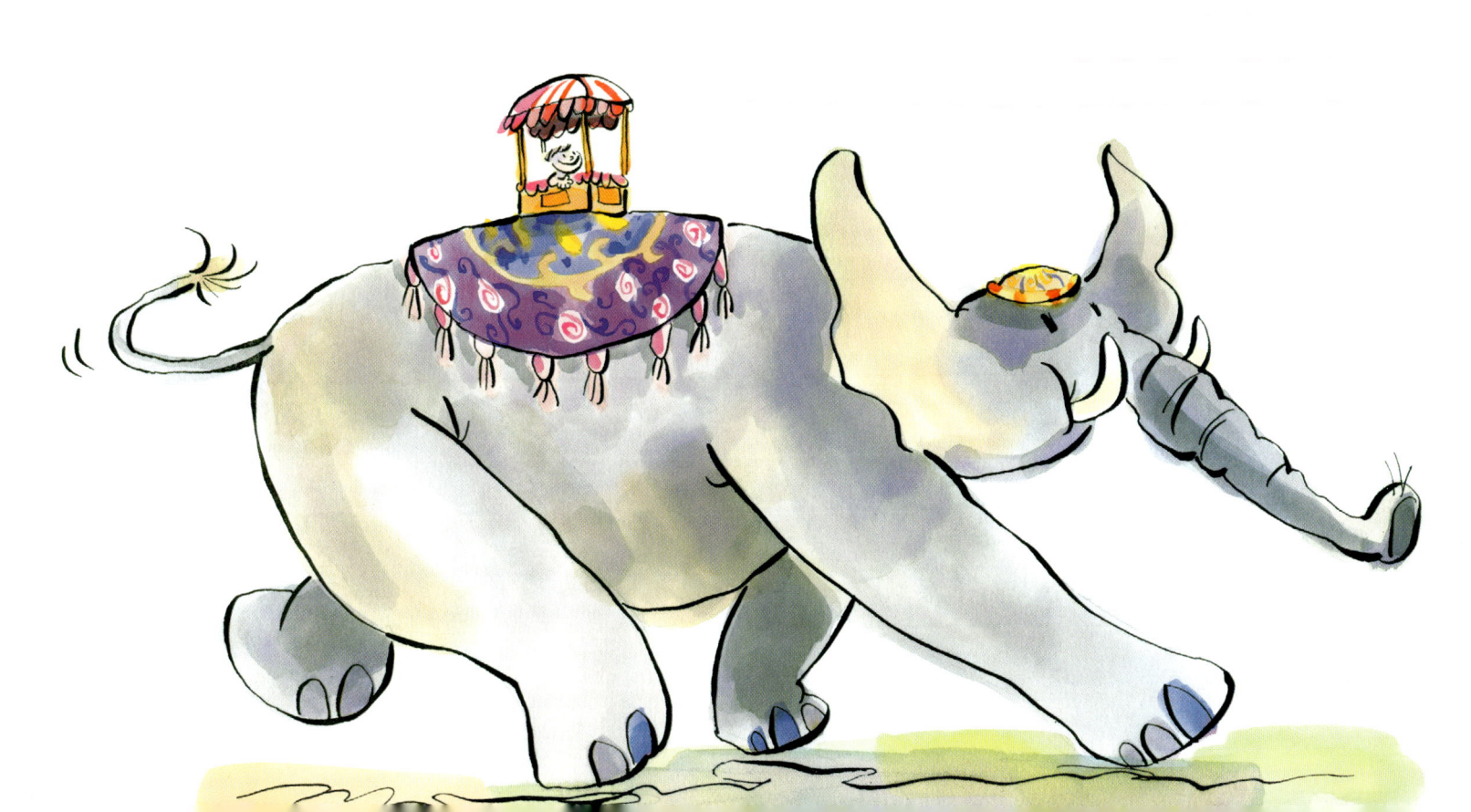

Coller une photo souvenir de ce voyage mémorable!

Écrivez-moi un petit mot !
Dans mon livre d'or

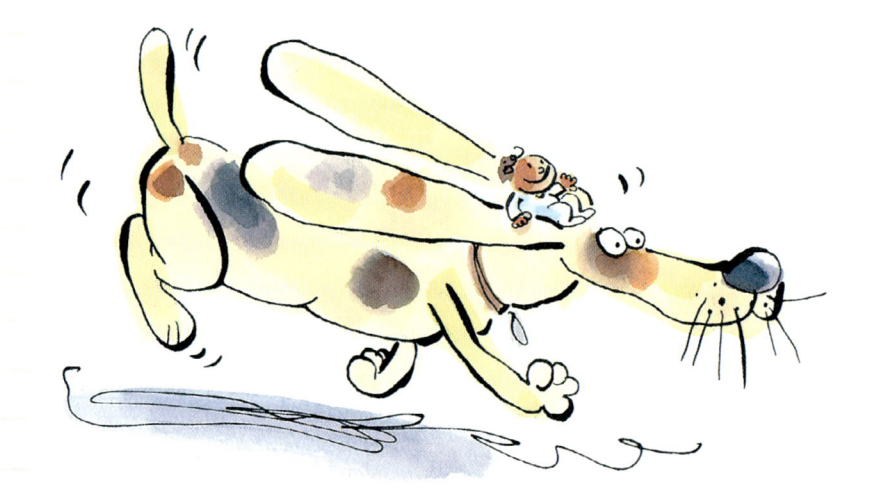

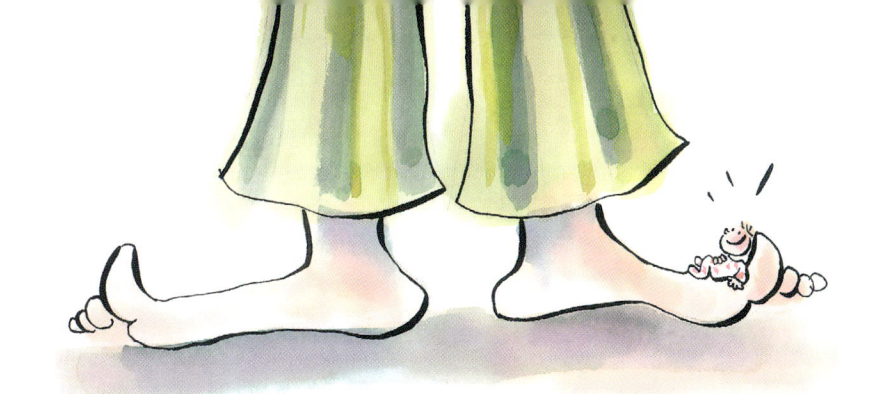

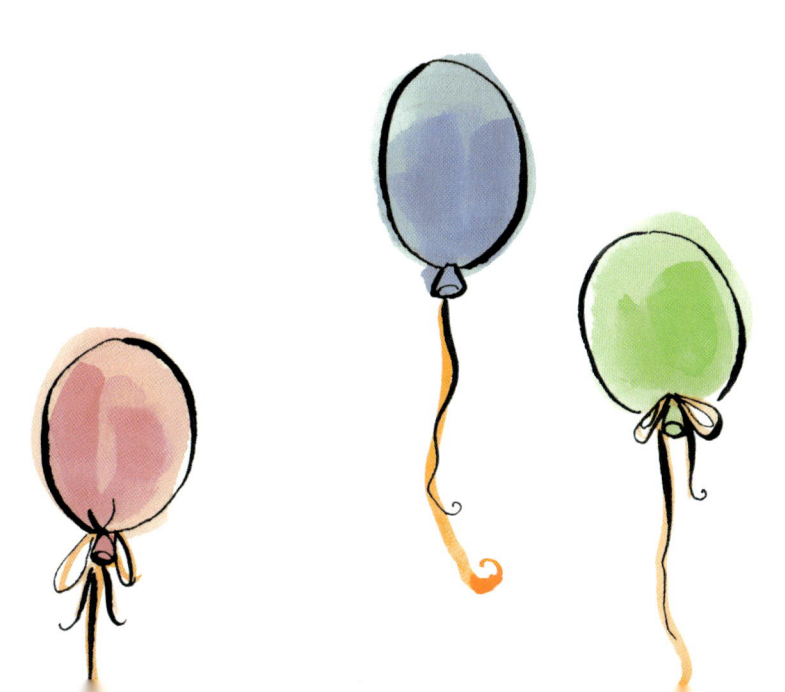

Pour clore cette belle histoire, voici... 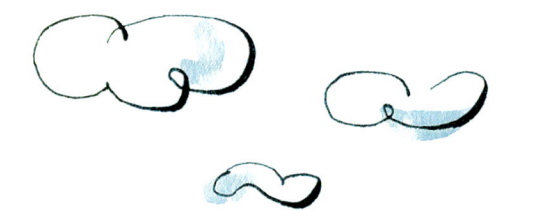
Ma galerie de portraits !

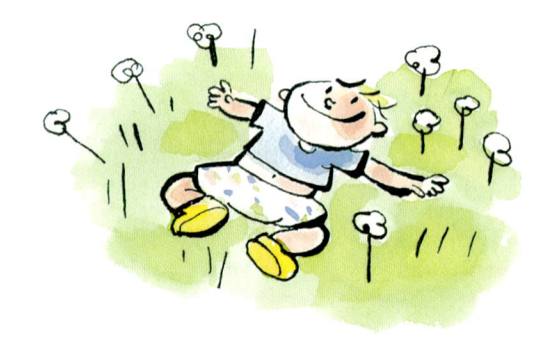

Coller ici quelques photos

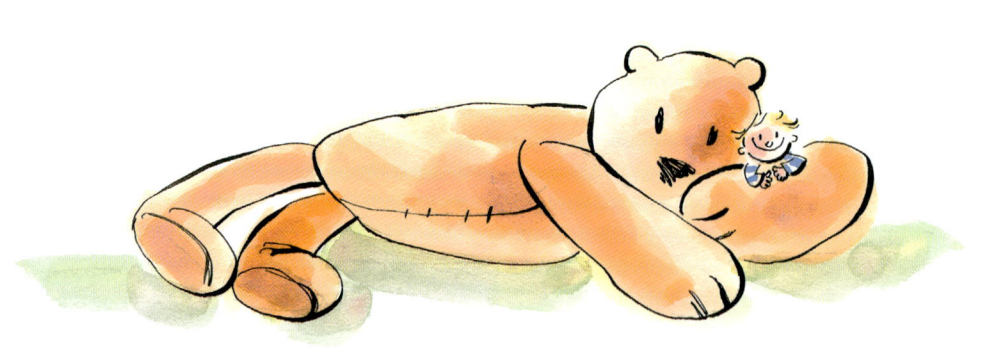

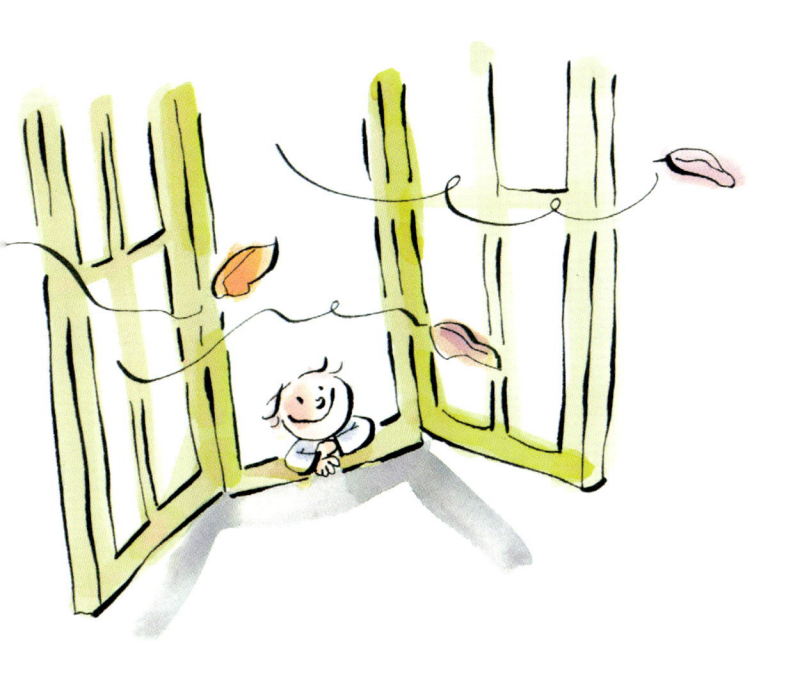

Et encore d'autres photos

Tous mes trésors, je les conserve précieusement dans...

Ma grande enveloppe !

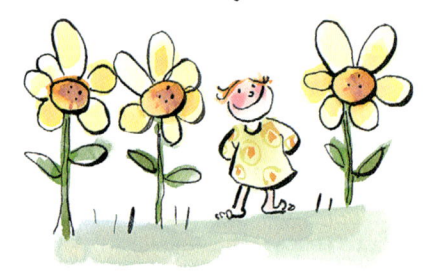

bisou gelé

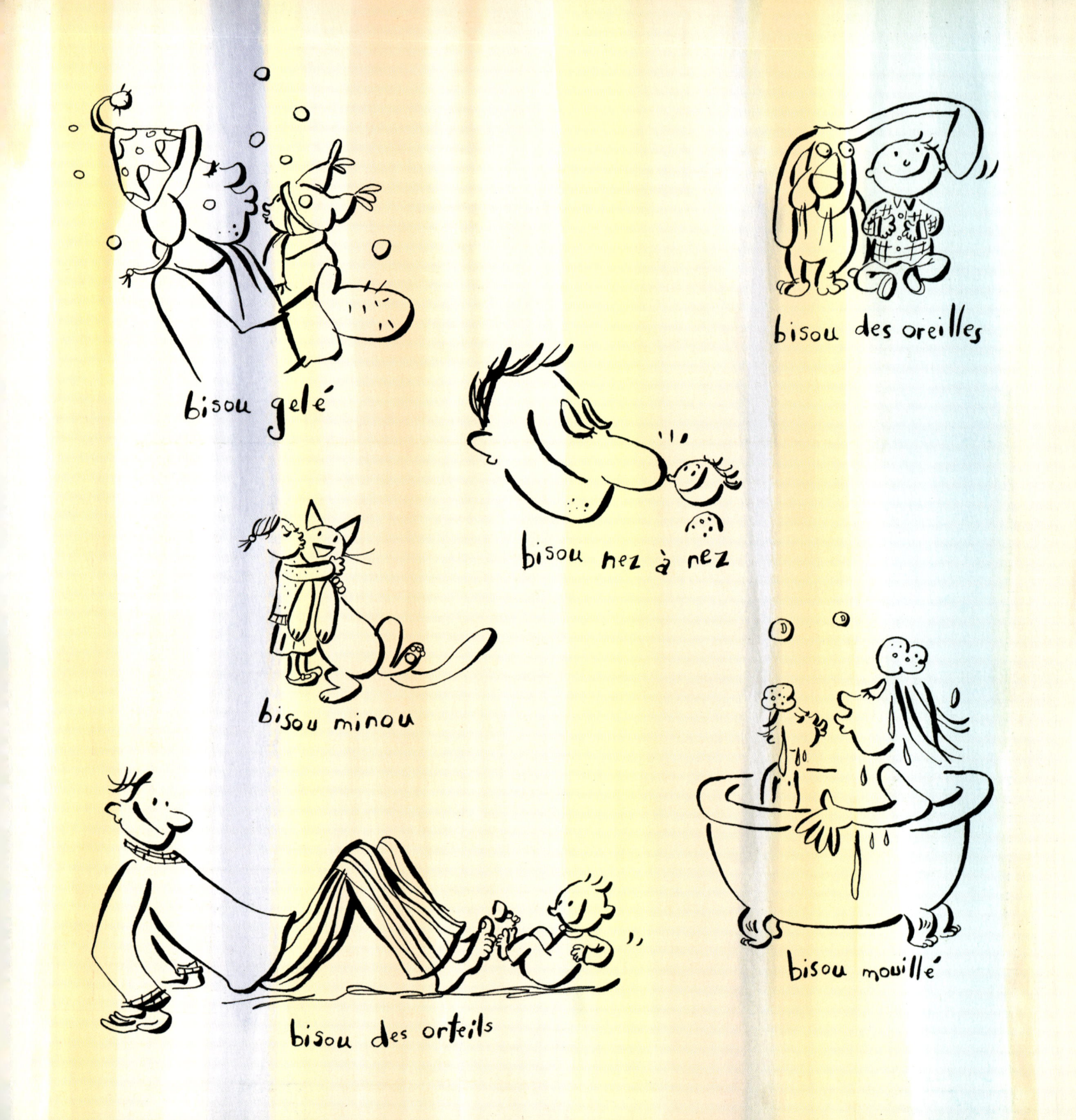

bisou des oreilles

bisou nez à nez

bisou minou

bisou mouillé

bisou des orteils